Petra Hirscher

DIE HEILKRAFT VON VITAMIN K_2

Petra Hirscher

DIE HEILKRAFT VON **VITAMIN K_2**

Arteriosklerose, Osteoporose und Alzheimer natürlich vorbeugen und das Leben verlängern

riva

Bibliografische Information der Deutschen Nationalbibliothek:
Die Deutsche Nationalbibliothek verzeichnet diese Publikation in der Deutschen Nationalbibliografie. Detaillierte bibliografische Daten sind im Internet über http://dnb.d-nb.de abrufbar.

Wichtiger Hinweis
Sämtliche Inhalte dieses Buchs wurden – auf Basis von Quellen, die die Autorin und der Verlag für vertrauenswürdig erachten – nach bestem Wissen und Gewissen recherchiert und sorgfältig geprüft. Trotzdem stellt dieses Buch keinen Ersatz für eine individuelle Ernährungsberatung und medizinische Beratung dar. Wenn Sie medizinischen Rat einholen wollen, konsultieren Sie bitte einen qualifizierten Arzt. Der Verlag und die Autorin haften für keine nachteiligen Auswirkungen, die in einem direkten oder indirekten Zusammenhang mit den Informationen stehen, die in diesem Buch enthalten sind.

Für Fragen und Anregungen:
info@rivaverlag.de

Originalausgabe
1. Auflage 2018

Nymphenburger Straße 86
D-80636 München
Tel.: 089 651285-0
Fax: 089 652096

Redaktion: Dr. Manuela Kahle
Umschlaggestaltung: Manuela Amode
Umschlagabbildung: shutterstock.com/Zakharchenko Anna
Satz: inpunkt[w]o, Haiger (www.inpunktwo.de)
Druck: GGP Media GmbH, Pößneck
Printed in Germany

ISBN Print 978-3-7423-0431-5
ISBN E-Book (PDF) 978-3-95971-950-6
ISBN E-Book (EPUB, Mobi) 978-3-95971-951-3

Weitere Informationen zum Verlag finden Sie unter
www.rivaverlag.de
Beachten Sie auch unsere weiteren Verlage unter www.m-vg.de

Inhalt

Vorwort

Vitamin K_2 gehört zur Gruppe der K-Vitamine, deren Geschichte am biochemischen Institut der Universität Kopenhagen mit den Forschungsarbeiten des dänischen Biochemikers Carl Peter Henrik Dam (1895–1976) begann. Während seiner Arbeiten in den Jahren 1928 bis 1930 fiel Dam auf, dass Hühner, die er kontinuierlich mehrere Wochen mit strikt cholesterin- und fettfreien Futtermischungen gefüttert hatte, eine Neigung zu Blutungen entwickelten.

Dem folgten weitere Versuche, in denen er den Hühnern zusätzlich Hanfsamen über das Futter verabreichte. Im Jahr 1934 stellte er dann fest, dass dieser Futterzusatz den entdeckten Blutungen entgegenwirkte, und er schloss daraus, dass Hanfsamen einen Inhaltsstoff enthalten müssen, der für die Gerinnung des Blutes benötigt wird. Dam beschrieb diese neue Substanz als fettlöslich und entdeckte darüber hinaus, dass es sich bei diesem sogenannten Gerinnungsfaktor um ein bis dahin nicht bekanntes Vitamin handeln musste. Da sich dieses Vitamin von den zu jener Zeit bekannten Vitaminen A, D und E unterschied, gab ihm Dam den Namen Vitamin K – nach dem deutschen und skandinavischen Wort für Blutgerinnung »Koagulation«.[1]

Zusammen mit dem Schweizer Chemiker Paul Karrer (1889-1971) isolierte Dam im Jahr 1939 aus grünen Pflanzen ein gelbliches Öl: Vitamin K_1, das Phyllochinon. Im selben Jahr gelang es dem amerikanischen Biochemiker Edward Doisy (1893-1986) aus präpariertem Fischmehl das kristalline Menachinon, Vitamin K_2, zu gewinnen. Sowohl Dam als auch Doisy erhielten für ihre Arbeiten zu Vitamin K im Jahr 1943 den Nobelpreis für Medizin.[2]

Aber Vitamin K_2 geriet in Vergessenheit! Und erst fünf Jahrzehnte später erkannten Mediziner, Forscher und Ernährungswissenschaftler die vielschichtigen Wirkungsweisen von Vitamin K_2. Die Annahme, es sei eine Substanz mit der singulären Funktion, die Steuerung der Blutgerinnung zu beeinflussen, musste korrigiert werden, denn es handelt sich um ein multifunktionales Vitamin, das an vielen physiologischen Prozessen maßgeblich beteiligt ist. Heute entdeckt man Vitamin K_2 neu, und es genießt im Hinblick auf die Gesundheit von Knochen und Herz-Kreislauf-System bereits jetzt ein hervorragendes Renommee.

Und wie sieht die Zukunft von Vitamin K_2 aus?

In Zukunft erhofft man sich weitere Erkenntnisse über dessen Wirkmöglichkeiten, so zum Beispiel im Energiestoffwechsel des Gehirns, vor allem aber auch im Zusammenhang mit der Alzheimer-Krankheit oder Morbus Parkinson.

Spannend dürften ebenfalls die zu erwartenden Studienergebnisse in Bezug auf die antientzündlichen, antioxidativen und antikanzerogenen Eigenschaften von Vitamin K_2 sein.

Entdecken Sie auf den folgenden Seiten dieses äußerst vielversprechende Vitamin. Erfahren Sie, wo Sie es finden können und vor allem, welche langfristigen positiven Effekte die Verwendung von Vitamin K_2 für Ihre Gesundheit hat.

Fakten über Vitamine, Vitamin K und die Formen K_1 und K_2

Vitamine gehören zu den lebensnotwendigen essentiellen Nahrungsbestandteilen, die die wichtige Aufgabe erfüllen, biochemische Vorgänge im Stoffwechsel des Körpers in Gang zu setzen. Sie machen uns fit und schützen uns. Da sie der Organismus weder in ausreichender Menge selbst herstellen noch speichern kann, müssen wir sie kontinuierlich über die Nahrung zuführen.

Man teilt Vitamine in wasserlösliche und fettlösliche Formen ein. Wasserlösliche Vitamine sind sogenannte hydrophile, also »Wasser liebende« Vitamine (griechisch *hydros* für Wasser und *philos* für liebend).

Fettlösliche Vitamine sind sogenannte lipophile, also »Fett liebende« Vitamine (griechisch *lipos* für Fett). Diese lösen sich nicht in Wasser, sondern benötigen Fett als Transportmedium. Zu ihnen gehören neben Vitamin K auch Vitamin A (Retinol), Vitamin D (Calciferole) und Vitamin E (Tocopherol). Um sie über die Nahrung aufnehmen, transportieren, speichern und ausscheiden zu können, benötigen wir also Fette. Das kann zum Beispiel etwas Butter zum Dünsten oder Schmoren sein, Olivenöl am Salat oder ein Margarinebrot. Nur in Verbindung mit Fetten können sie beispielsweise im Fettgewebe oder der Leber gespeichert werden und schützen so unsere Zellen vor Zerstörung, lassen Wunden besser heilen, stärken Zähne und Knochen und halten die Schleimhäute gesund.

Unser Körper kann einen Teil dieser Vitamine selbst produzieren. Zum Beispiel Vitamin D durch die Umwandlung von Sonnenlicht oder Vitamin K_2 mit Hilfe verschiedener Bakterien des Dünndarmes.

Nicht alle K-Vitamine sind gleich

Vitamin K_1 und Vitamin K_2 wurden lange Zeit als zwei nahezu identische Formen desselben Vitamins angesehen. Heute weiß man, dass Funktionen und Stoffwechsel dieser beiden K-Vitamine unterschiedlich sind. Zunächst ein paar allgemeine Worte zu Vitamin K.

Vitamin K umfasst eine bunte Gruppe von 14 fettlöslichen, chemischen Verbindungen: Vitamin K_1, K_2 und K_3, auch bekannt als »Naphtochinone«. Naphtochinone existieren und wirken in den Membranen lebender Organismen. Ihre Vorsilbe »naphth-« geht auf den griechischen Begriff »naphtha« zurück, der »natürlich vorkommendes Erdöl« bedeutet. »Chinone« sind organische Verbindungen, die für den Stoffwechsel des Menschen bedeutsam sind.

Diese Vitamine der K-Gruppe sind eng miteinander verwandt. Ihre Basis ist das Molekül 2-Methyl-1,4-naphthochinon. Es bildet das gemeinsame Grundgerüst. An dieses Grundgerüst fügen sich unterschiedliche Molekül-Seitenketten. Die einzelnen K-Vitamine unterscheiden sich in Anzahl und Länge ihrer Seitenketten.[3] Sie sind verantwortlich dafür, wie fettlöslich das jeweilige Vitamin ist und wie gut es letztlich vom Körper aufgenommen und verstoffwechselt werden kann.

Die Vitamin-K-Familie verzweigt sich in zwei große Gruppen: eine natürliche und eine synthetische. Zu den natürlichen Verbindungen gehören die Vitamine K_1 und K_2. Sie sind die wichtigsten Erscheinungsformen des K-Vitamins.

Zu den synthetischen Verbindungen zählen die Vitamine K_3 (Menadion), K_4 (Menadiol) und K_5. Vitamin K_3, Menadion, besitzt selbst keine Seitenkette und wird heute häufig als Tierfutterzusatz in der Ernährung von Geflügel, aber auch in Heimtierfutter verwendet. Für den Menschen ist der Verzehr verboten, denn bei Überdosierung sind starke Nebenwirkungen wie zum Beispiel Leberschäden möglich.[4]

K_1 und K_2: Phyllochinon und Menachinon

Die Vitamine K_1 und K_2 kommen in der Natur vor und können von Pflanzen oder Bakterien produziert werden.

Die einzige in Pflanzen bedeutende Vitamin-K-Form ist das Vitamin K_1: Phyllochinon. Seinen Namen verdankt es dem griechischen Wort *phyllos*, was Blatt bedeutet. Bereits der Name deutet an, wo es zu finden ist. Es kommt in grünen Gemüsesorten wie Grünkohl, Salat, Spinat oder auch in Brokkoli vor, außerdem in Algen und in Pflanzenölen aus Raps, Soja oder Oliven.[5] Es ist in den Chloroplasten enthalten, die den Pflanzen und Algen ihre typisch grüne Farbe geben und in denen die Photosynthese stattfindet. Phyllochinon macht etwa 90 Prozent des vom Menschen über die Nahrung aufgenommen Vitamins K aus.[6] Phyllochinon wird hauptsächlich über die Lymphe zur Leber, seinem Hauptspeicherort, transportiert und dort zügig abgebaut. Es unterstützt den Erhalt einer gesunden Blutgerinnung. Die in den Nahrungsmitteln enthaltenen Vitamin-K_1-Werte sind mittlerweile in Datenbeständen umfassend dokumentiert.[7]

Vitamin K_2 findet man im Gegensatz zu Vitamin K_1 hauptsächlich in der Darmflora sowie in Fleisch, Eiern, Milchprodukten und fermentierten Lebensmitteln.

Vitamin K_2 unterteilt sich in eine ganze Reihe von Untergruppen: die sogenannten Menaquinone.

Menaquinone insgesamt sind in ihrem Aufbau ähnlich, denn sie besitzen einen Chinon-Ring als Grundstruktur. Sie unterscheiden sich jedoch in der Länge der Seitenketten, die sich an den Chinon-Ring anschließen. Die Seitenketten dieser Vitamin-K_2-Moleküle sind von variabler Länge. Es gibt sie als sogenannte MK-n, wobei MK für Menaquinon steht und »n« eine Variable ist, die zwischen 1 und 14 variieren kann: MK-1 bis MK-6 sind kurzkettige Menaquinone und MK-7 bis MK-14 langkettige.[8] Von Bedeutung sind vor allem die Menaquinone MK-4 und MK-7, über die anderen Formen von Vitamin K_2 ist nur sehr wenig bekannt und ihre genaue Wirksamkeit ist unklar.

Man nimmt an, dass die Länge der Seitenkette für eine bessere Absorption und einen längeren Verbleib des K_2-Vitamins im Blut verantwortlich ist.[9]

Vitamin K_2 und dessen Menaquinone verdanken wir der Bakterienaktivität im menschlichen Darm und bei der Fermentation von Lebensmitteln. Laboranalysen konnten belegen, dass bestimmte Bakterien wiederum jeweils bestimmte Menaquinone bilden. Beispielsweise produziert das Stäbchenbakterium *Bacteroides fragilis*, das zu den Hauptbakterien gehört, die unseren Darm besiedeln, MK-10 und MK-11. Weitere typische Bewohner des Verdauungstraktes sind Enterobakterien (*Enterobacteriaceae*), die MK-8 hervorbringen, die Bakterien der Gattung *Veillonella*, die MK-7 erzeugen und *Eubacterium lentum*, das MK-6 bildet.[10] Ein guter Grund also, sich um eine gesunde Darmflora zu kümmern, die das lebhafte Nebeneinander der sehr verschiedenen Bewohner unterstützt.

Menaquinone werden also von Bakterien synthetisiert. Die einzige nichtbakteriell erzeugte Ausnahme ist das kurzkettige MK-4. Man vermutet, dass es ein Stoffwechselprodukt des Vitamins K_1 (Phyllochinon) aus der Nahrung oder des Vitamins K_3 (Menadion) aus tierischen Geweben ist. Und man nimmt an, dass es sich in Gehirn, Nieren und Bauchspeicheldrüse konzentriert. Wie der molekulare Mechanismus bei dieser Reaktion genau abläuft, gibt bislang noch Anlass zu Spekulationen.[11]

Drei Vitamin-K-Gruppen: Was sind die Unterschiede?

Phyllochinon = Vitamin K_1

- pflanzliche Herkunft
- wandert direkt in die Leber
- trägt zu einer gesunden Blutgerinnung bei

Menachinon = Vitamin K_2 (mit MK-4 und MK-7)

- bakterielle Herkunft
- wandert direkt zu den Wänden der Blutgefäße, in die Knochen und Körpergewebe außerhalb der Leber

Menadion = Vitamin K_3

- synthetische Herkunft
- wird aufgrund seiner Giftigkeit und der möglicherweise resultierenden Zellschädigung, Leberschädigung oder Gelbsucht nicht mehr für die Behandlung eines Vitamin-K-Mangels verwendet.[12]

Vitamin K_2 – das macht es so besonders

Je nachdem, welche Form von Vitamin K wir konsumieren, können wir verschiedene Bereiche unserer Gesundheit unterstützen. Vitamin K_1 wird besonders gut von der Leber aufgenommen, die damit hauptsächlich Gerinnungsfaktoren für die Blutgerinnung bildet. Vitamin K_2 ist für Gewebe wie Knochen oder Blutgefäße hilfreich.

Durch seine Effekte auf Blut, Knochen, Knorpel und das Herz-Kreislauf-System, hat Vitamin K im Organismus ein viel breiteres Aktivitätsspektrum, als man über Jahrzehnte hin annahm. Als seine wesentlichste Aufgabe galt bislang wie beschrieben die Synthese von Blutgerinnungsfaktoren. Ohne dieses Vitamin würden wir beispielsweise bei Verletzungen mit Schädigungen von Gefäßen verbluten. Mit der Entdeckung der Gla-Proteine (siehe Seite 21) in den 1970er-Jahren wurde deutlich, dass es ebenfalls für den Knochenstoffwechsel essenziell ist. Denn es spielt eine wichtige Rolle bei der Mineralisation von Knochen und Knorpel und beugt der Verkalkung von Gefäßen vor.

Doch was genau kann eigentlich Vitamin K_2?

Vitamin K_2 umfasst eine Reihe von Menaquinonen, aus denen MK-4 und MK-7 herausragen.

Deren Resorptionsrate, also der Anteil, der im Darm resorbierten Menaquinone, der dann dem Stoffwechsel zur Verfügung steht, ist für MK-7 sechs- bis achtmal höher als für MK-4. Außerdem ist MK-7 durch seine lange Halbwertzeit im Blut extrem wirksam. Die Halbwertzeit ist die Zeit, nach welcher sich die Anfangskonzentration eines Ausgangsstoffes genau um die Hälfte verringert hat. Für MK-7 beträgt sie rund drei Tage. Im Vergleich dazu schwankt sie für MK-4 und K_1 zwischen eineinhalb und zwei Stunden.[13]

Sobald wir also unsere Nahrung verzehrt haben, wird sie im Darm durch Bewegung und Gallenflüssigkeit zu kleinen Partikeln aufgespalten. Diese Partikel gelangen dann mithilfe von Transporteiweißen, sogenannten Chylomikronen, über die Lymphbahnen ins Blut. In diesem Prozess wird entschieden, wie wasserlösliche und fettlösliche Nährstoffe im Körper verteilt werden.

Forscher der Universität Maastricht konnten 2001 nachweisen, dass dieses unterschiedliche Verteilungsprofil Wirkort und Wirkweise der K-Vitamine im Körper bestimmt.[14] Während MK-4 unter anderem Nieren, Herz, Lunge, Skelettmuskeln, Fettgewebe, Milchdrüsen und Gehirn versorgt, werden die Transport-Chylomikronen immer kleiner, bis sie schließlich »Remnants« sind, Reste mit dem langkettigen MK-7 im weichen Kern. Das kommt jetzt der Milz, der Lunge und unseren Knochen zugute.

Cofaktor für gutes Gelingen

Es ist ganz und gar nicht gleichgültig, welche Form von Vitamin K wir zu uns nehmen, denn es motiviert ein breites Spektrum verschiedener Proteine mit diverser Wirkung. Das ist es, was Vitamin K so stark von anderen fettlöslichen Vitaminen unterscheidet, dass es als sogenannter Cofaktor zur Aktivierung der Proteine beiträgt. Dieser chemische Prozess wird als Carboxylierung bezeichnet und spielt eine bedeutende Rolle in der Feststellung des Vitamin-K-Status, also der Bestimmung der im Blutplasma vorhandenen Menge (siehe Seite 46).

Im menschlichen Körper sind Proteine unerlässlich. Der Begriff Protein, der vom Griechischen *proteion* stammt und »an erster Stelle« bedeutet, verdeutlicht bereits deren hohen Stellenwert im Organismus. Sie transportieren Nährstoffe und Moleküle, sind Strukturbestandteile von Zellen, Geweben und Organen, übermitteln Signale in Stoffwechselabläufen oder setzen als Biokatalysatoren Reaktionen in Gang. Kurzum: Proteine übernehmen eine Fülle von Funktionen, die für Gesundheit und körperliche Leistungsfähigkeit unverzichtbar sind. Damit sie ihre Aufgaben entsprechend erfüllen können, müssen einige Proteine jedoch aktiviert werden – zum Beispiel durch ihre Bindung an das Vitamin K. So sind etwa die Vitamin-K_1-abhängigen Proteine vorrangig für die Blutgerinnung verantwortlich, während die Vitamin-K_2-abhängigen Proteine in erster Linie die Kalziumverteilung steuern.

Knochenjob: Vitamin K_2 und Osteokalzin

Von den Menaquinonen ist MK-7 diejenige Form, die am besten unsere Knochen erreicht. Hier produzieren die Osteoblasten – die Zellen, die für die Knochenbildung verantwortlich sind – mit deren Hilfe das für den Knochenaufbau unentbehrliche Osteokalzin, das auch Gamma-Carboxyglutamat-Protein genannt wird. Dabei kooperiert Vitamin K_2 eng mit dem befreundeten Vitamin D. Vitamin D_3 wird durch MK-7 aktiviert und veranlasst sodann die Knochenaufbauzellen, das Protein Osteokalzin herzustellen. Dabei beeinflusst der Vitamin K_2-Anteil nicht die Osteokalzin-Konzentration als solche, sondern das Ausmaß der angestoßenen chemischen Reaktion, der Carboxylierung.

Erst das durch MK-7 aktivierte Osteokalzin ist in der Lage, dort Kalzium einzubauen, wo es hingehört, es dann zu binden und zu Knochenbälkchen zu verarbeiten: nämlich in den Knochen. Es stellt sicher, dass ebenso viel Knochen neu auf- und umgebaut wird, wie Knochensubstanz verloren ging. Mit einem 90-Prozent-Anteil macht Kollagen den größten Teil des Knochenproteins aus. Der Rest sind andere, nichtkollagene Proteine, von denen Osteokalzin wiederum rund 20 Prozent ausmacht.[15] Nach Kollagen ist es also das häufigste Protein im Knochen. Die Höhe der Osteokalzinkonzentration im Blutplasma, sichtbar im sogenannten Plasmaspiegel, ist ein anerkannter Marker für verschiedenste Störungen des Knochenstoffwechsels, so beispielsweise für Osteoporose oder Knochenmetastasen.

Die Gla-Proteine

Der belgische Wissenschaftler J. J. Bouckaert vom Institut für Physio-Pathologie der Universität Gent schloss 1960 aus seinen Experimenten, dass Vitamin K einen rascheren Heilungsverlauf bei Knochenbrüchen ermöglicht. Darauffolgende Studien aus den Jahren 1974 und 1975 führten dann zur Entdeckung von Gamma-Carboxyglutamat, ein Enzym, für dessen Biosynthese Vitamin K benötigt wird. Da die von Vitamin K abhängigen Proteine alle den typischen Bestandteil Gamma-Carboxyglutamat – »Gla« – haben[16], bezeichnet man sie als »Gla-Proteine«. Obwohl die genauen Funktionen vieler Gla-Proteine noch unklar sind, nimmt man an, dass sie an Prozessen der Herz- und Knochenmineralisierung, der Blutstillungsmechanismen der Gefäße, des Energiestoffwechsels, der Immunabwehr, des Hirnstoffwechsels, des Zellwachstums und -schutzes sowie der Signalweiterleitung beteiligt sind.[17] 2013 waren bereits 17 verschiedene Gla-Proteine bekannt.[18] Diese finden sich in vielen Zell- und Gewebetypen und haben verschiedenste Funktionen:

- Prothrombin sorgt für die Blutgerinnung,
- Osteokalzin sorgt für Knochenmineralisierung und dafür, dass Kalzium in die Knochen transportiert wird,
- Matrix-Gla-Protein (MGP) bewirkt, dass sich Kalzium nicht in den Arterien ansammelt; es wirkt somit gegen die Verkalkung von Arterien und Gewebe,
- Wachstumsfaktor Gas-6 (siehe Seite 60) stimuliert das Zellwachstum und hemmt das Absterben von Nervenzellen.[19]

Herzenssache: Vitamin K_2 und das Matrix-Gla-Protein

Der Molekularbiologe Paul A. Price von der Universität Kalifornien beschrieb als Erster 1985 das Matrix-Gla-Protein

(MGP).[20] Anhand von Experimenten, die den Vitamin-K-Antagonisten Warfarin einsetzten – ein Arzneimittel, das die Blutgerinnung hemmt – und darüber hinaus gezielt Genveränderungen vornahmen, konnte der Wissenschaftler zeigen, dass das Transportmolekül MGP im lebenden Organismus Verkalkung verhindert. Kalzium wird daran gehindert, an Arterienwänden haften zu bleiben und diese zu verkalken oder zu verhärten. Über Vitamin K_2 besitzt der Körper also den einzigen Mechanismus, sowohl die Einlagerung von Kalzium in die Arterienwände zu verhindern als auch Arterien von Kalzium zu befreien, also bereits abgelagertes Kalzium aus den Arterien herauszulösen und abzutransportieren. Zwischen einer starken Verkalkung der Herzarterien, einem niedrigen MGP-Spiegel und einem Mangel an Vitamin K_2 besteht ein direkter Zusammenhang.[21] Verfügt der Körper über ausreichend Vitamin K_2, kann er MGP aktivieren, das man heute als den stärksten natürlichen Verkalkungsschutz kennt.[22]

Arterien und Blutgefäße bleiben dadurch geschmeidig und gesund. Sowohl die Verdickung und Elastizitätsabnahme bei der Atherosklerose als auch die typische Plaquebildung der Atherosklerose wird bekämpft. Dies ist ein sehr wichtiger Aspekt, da Atherosklerose alle großen und mittelgroßen Arterien wie Herzkranzgefäße, Halsschlagader, hirnversorgende Gefäße, Hauptschlagader (Aorta), deren Verzweigungen und die großen Gefäße der Extremitäten betreffen kann. Man erwartet, dass sich die Atherosklerose im Jahr 2020 zur führenden Todesursache weltweit entwickelt haben wird.[23] Eine Studie der Universität Maastricht will bis Ende 2017 zeigen, dass die Gabe von täglich 360 Mikrogramm MK-7 die Atherosklerose verlangsamen oder ihr Fortschreiten sogar verhindern kann.[24]

Bis heute befasste sich der Großteil der Forschungsarbeiten mit dem positiven Einfluss, den Vitamin K_2 dank seiner Aktivierung von Osteokalzin und MGP auf die Gesundheit der Knochen und des Herz-Kreislauf-Systems hat. Nun sind eine Vielzahl weiterer Studien geplant und angedacht, die zeigen sollen, auf welche Art und Weise Vitamin K_2 weitere 15 Proteine aktiviert und was das für die Gesundheit der Menschen bedeutet.

Lebensmittel – natürliche Vorkommen von Vitamin K_2

In den letzten Jahren nahmen die Kenntnisse über K_2 signifikant zu. Verlässliche Informationen allerdings sind weit gestreut und insgesamt schwer zu finden. Lediglich zwölf Ernährungsdatenbanken berücksichtigten Vitamin K, und geben entweder den Gesamtanteil oder nur Vitamin K_1, Phyllochinon, an. Lediglich drei von ihnen weisen die Vitamin-K_2-Konzentration aus: Datenbanken des Landwirtschaftsministeriums der USA (USDA Food Composition Databases), die Datenbank des niederländischen Instituts für Gesundheit und Umwelt (NEVO) und die türkische Lebensmitteldatenbank TürKomp.[25]

Weitere wissenschaftliche Beweisführungen und entsprechende Untersuchungen werden noch stattfinden müssen, damit Sie als Verbraucher Lebensmittel gezielt nach K_2-Anteilen auswählen können. Einige Informationsquellen gibt es, und die sollen hier vorgestellt werden.

Aktuell geht man davon aus, dass wir etwa zwischen 30 und 50 Milligramm, das sind 30 000 bis 50 000 Mikrogramm, an Menaquinonen pro Tag über unsere Nahrung aufnehmen, was rund ein Viertel unseres täglichen Vitamin-K-Verzehrs darstellt.[26]

Zum Anteil von Vitamin K_1, Phyllochinon, und Vitamin K_2 als MK-4 in Lebensmitteln bietet das Landwirtschaftsministerium der Vereinigten Staaten eine umfangreiche Suchfunktion in seinen Online-Datenbanken.[27] MK-7 ist dort nicht repräsentiert.

Die im Anhang (siehe Seite 73–77) verzeichneten Tabellen führen die Messergebnisse neun verschiedener Studien der Jahre 1989 bis 2016 zusammen. Im Vordergrund steht das Vorkommen von K_2 gesamt und das Vorkommen als Menaquinon MK-4 und MK-7; partiell werden weitere Menaquinone mit hohem Anteil erwähnt.

Die Studien nutzten zur genauen Konzentrationsbestimmung sensible Analyseverfahren, häufig die sogenannte HPLC-Methode (high performance liquid chromatography), die Hochleistungsflüssigkeitschromatografie. Die identifizierten Werte stellen die Beziehung der als µg Mikrogramm (also millionstel Gramm) angegebenen Menaquinone zu 100 Gramm Lebensmittel oder 100 Milliliter Flüssigkeit dar. Wer sich darüber hinaus über weitere Nahrungsmittel und ihren Vitamin K_2-Anteil informieren will, findet auf der Website des Ernährungsexperten Dr. Chris Masterjohn eine interaktive Datenabfrage zu etwa 200 Produkten.[28] Die im Anhang zu findenden Tabellen geben entsprechende Werte in Fleisch, Eiern, Milchprodukten und fermentierten Lebensmitteln an.

Der Buttertest von Dr. Weston A. Price

Extensive Weidehaltung mit Heufütterung und wenig Kraftfutterzugabe ist für die Gesundheit des Menschen am günstigen. Zu diesem Ergebnis kam man bereits in den 1940er-Jahren. Damals analysierte der kanadische Zahnarzt Weston A. Price (1870-1948), einer der Pioniere der Ernährungswissenschaft, Tausende von Butterproben aus aller Welt. Was er als neuen, vitaminähnlichen »Aktivator X« beschrieb, dürfte tatsächlich das fettlösliche Vitamin K_2 gewesen sein. Die Konzentration des Vitamins unterschied sich allerdings in den Proben deutlich. Diejenigen Proben, die von Tieren stammten, die auf einem knapp ein Meter tiefen Mutterboden Getreidegräser weideten, zeigten den höchsten Anteil an »Aktivator X«.[29]

Fermentiert – nicht verdorben!

Fermentierte Lebensmittel enthalten die langkettigen Vitamin-K-Formen MK-7, MK-8 und MK-9. Der Begriff »Fermentieren« stammt von dem lateinischen Verb *fermentare* für »gären machen« ab und stellt die Umwandlung von organischen Stoffen durch Pilze, Bakterien, bestimmte Zellkulturen oder Enzyme dar. Fermentation ist eine der ältesten Methoden der Lebensmittelkonservierung.[30] Nach jahrhundertelangem Haltbarmachen von Möhren, Rote Beete, Blumenkohl und Co., stehen heute Gesundheitswirkungen und vielschichtiger Geschmack im Vordergrund des Fermentierens.

Fermentation bedeutet nichts anderes als Gärung. Man fügt frischem Gemüse Bakterien- und Pilzkulturen hinzu, die einen Stoffwechselprozess auslösen, oder es vergärt wie Weißkohl im eigenen Pflanzensaft unter Zugabe von Salz zu Sauerkraut. Grundsätzlich kann jedes Gemüse fermentiert werden. Besonders geeignet sind Gemüsesorten wie Rotkohl, Fenchel oder Kraut.

Auch ein kulinarischer Blick über den Tellerrand kann für Ihre Gesundheit sehr gewinnbringend sein. Denn gerade in der *asiatischen Küche* finden sich eine Vielzahl weiterer fermentierter Lebensmittel, mit denen Sie Ihre Ernährung aufpeppen und Ihr Lebensmittelrepertoire erweitern können, so zum Beispiel Kombucha, Kefir, Kimchi, Miso oder Tempeh – selbst wenn Sie in den Datenbanken derzeit noch keine weiteren Angaben zu deren Gehalt an Vitamin K_2 finden.

Wie alle fermentierten Lebensmittel zählen auch diese zu den Probiotika, das heißt, sie verbessern aktiv die Darmflora, welche wiederum für die Vitamin-K_2-Produktion im Körper verantwortlich ist.

Fermentierte *Milchprodukte* werden durch Milchsäuregärung aus wärmebehandelter Milch hergestellt. Je nach zugesetzten Bakterienstämmen und Temperatur ergeben sich daraus Joghurt, Dickmilch oder Kefir. Joghurt entsteht aus Milch durch Milchsäuregärung. Dabei gerinnt das Milcheiweiß durch die zugegebenen Milchsäurebakterien, die den Milchzucker in Milchsäure umwandeln. Das geronnene Eiweiß führt dazu, dass Joghurt nicht mehr flüssig wie Milch, sondern dickflüssig bis geleeartig ist. *Streptococcus thermophilus* und *Lactobacillus bulgaricus* produzieren Joghurt, Milchsäurebakterien und Hefekulturen wirken im Kefir. Speisequark wird üblicherweise von Milchsäurebakterien und einer kleinen Menge Lab-Enzym »dickgelegt«.[31] Der Gärungsprozess während der Fermentation regt probiotische Prozesse an, die positiv auf unsere Darmflora wirken. Da Fermente eine Ernährungsumstellung für den Körper bedeuten und zu Beginn eventuell für Verdauungsbeschwerden sorgen, sollten Sie mit kleinen Portionen einsteigen.

Eine tabellarische Übersicht des in fermentierten Nahrungsmitteln enthaltenen Vitamins K_2 samt Anteilen von MK-4 und MK-7 finden Sie im Anhang (siehe Seite 77).

Fünf Portionen für die Gesundheit

Zahlreiche Studien bestätigen, dass unsere Ernährung zur Gesundkost wird, wenn sie im richtigen Verhältnis gemischt ist. Die Empfehlung der Deutschen Zentrale für Ernährung lautet, täglich mindestens drei Portionen Gemüse und zwei Portionen Obst zu essen. Kombiniert mit Sport und einem gesunden Lebensstil lässt sich damit das Risiko von Krebserkrankungen und Herz-Kreislauf-Krankheiten senken.[32] Dieser Gedanke sollte ebenfalls Grundlage einer K_2-reichen und daher an gesättigten Fettsäuren reichhaltigen Ernährung sein.

Vitamin K_2 aus Joghurt und Weißkäse

Wer seinen eigenen Joghurt herstellt, wird mit einem Lebensmittel von hoher Qualität belohnt, das ohne Ingredienzien wie Emulgatoren, modifizierte Maisstärke, Farbstoffe, Aromen oder Süßstoffe auskommt. Joghurt oder Weißkäse können aus Milch von Kuh, Ziege oder Schaf produziert werden, wobei Weidemilch beziehungsweise Heumilch eine hochwertigere Zusammensetzung hat als Milch von Tieren, die das ganze Jahr im Stall verbringen. Wenn Tiere im Sommer auf der Weide sind und viel frisches Gras fressen, enthält die Milch mehr aktive Milchsäurebakterien. Noch vor 150 Jahren waren die Menschen gut mit Vitamin K_2 versorgt, da ihre Nutztiere hauptsächlich nährstoffreiche grüne Gräser wie Luzerne oder Weizengras von gesunden Böden fraßen. Diese Weiden mit ihrem zarten üppigen Klee pries Mitte des 19. Jahrhunderts Jeremias Gotthelf, der große Erzähler aus dem Schweizer Emmental, als »der Kühe Zuckerbrot«.[33]

In den 1950er-Jahren entstanden die ersten Rindermastanlagen, und auch die Geflügelwirtschaft verbannte Hühner von den Wiesen in Ställe. Eine Dekade später folgte die Milchwirtschaft diesem Beispiel, und in den 1970ern zogen die Schweinefleischerzeuger nach. Da grasfressende Weidetiere in der Lage sind, Vitamin K_1 zu Vitamin K_2 beziehungsweise MK-4 zu verdauen, bedeutet die Verbannung der Nutztiere von den Weiden die Entfernung von Vitamin K_2 aus gängigen Grundnahrungsmitteln wie Butter, Eier, Käse und Fleisch.

Und wie ist es heute? Vollweidehaltung auf reichhaltigen Weiden ist in der Mehrzahl idyllische Wunschvorstellung statt Wirklichkeit. Selbst in den Sommermonaten wird Silofutter und Heu zugefüttert, mit der Konsequenz, dass der natürliche Vitamin-K_2-Gehalt in unserer Nahrung drastisch abgenommen hat. Als beste Milch gilt die Heumilch, die in traditioneller Fütterung im Jahresverlauf hergestellt wird. Im Sommer gibt es für Kühe, Schafe und Ziegen frische Gräser und Kräuter auf der Weide, im Winter Heu. Auf vergorene Futtermittel wie Silage oder Gärheu – in Plastikfolie gewickelte Heuballen mit einem Restfeuchtegehalt von 30 bis 50 Prozent[34] – wird verzichtet. Das hat natürlich großen Einfluss auf Joghurt oder Quark beziehungsweise Weißkäse, die aus der jeweiligen Milch hergestellt werden: Je naturbelassener die verwendete Milch ist, desto hochwertiger und geschmacksintensiver ist das erzeugte Produkt.[35]

Doch zurück zu Ihrem Joghurt! Für Ihre erste Portion selbstgemachten Joghurt benötigen Sie einen handelsüblichen Naturjoghurt oder ein Joghurtpulver aus dem Reformhaus, das sich besonders für Milchallergiker empfiehlt. Auf einen Liter Milch rechnet man mit zwei Esslöffeln Naturjoghurt, wobei der Impfjoghurt und die Milch denselben Fettgehalt haben sollten. Für die darauffolgenden sieben Produktionen können Sie jedes Mal zwei Esslöffel Joghurt aus Ihrem Bestand verwenden. Danach haben sich die Milchsäurebakterien in ihrer Zahl zu stark verringert, sie müssen durch neue aus frischem Joghurt oder Pulver ersetzt werden. Wenn Sie Ihren Joghurt dicker wollen, können Sie zwei Esslöffel Magermilchpulver hinzugeben.

Die Möglichkeit, Milchsorten verschiedener Tiere zu verarbeiten, ist besonders für Menschen mit Laktoseintoleranz oder Kuhmilchallergie von Vorteil. So beträgt der MK-4-Anteil in Ziegenmilch 0,79 Mikrogramm und bei Schafsmilch 1,35 Mikrogramm pro 100 Milliliter.[36]

Sollte Ihr Joghurt eher säuerlich oder lieber mild sein? Die Joghurtkulturen *Lactococcus thermophilus* und *Lactobacillus bulgaricus*, die der Milch zugesetzt werden können, sorgen für eine relativ saure Geschmacksrichtung. Mit *Lactobacillus acidophilus* und *Bifidobakterium bifido* erhält man einen milden Joghurt.

Und wie steht es mit dem Fettgehalt? Den Fettgehalt Ihres Joghurts können Sie nach Gusto wählen und entweder Frischmilch mit 3,5 Prozent Fett verwenden oder teilentrahmte Milch mit 1,5 bis 1,0 Prozent Fett, oder auch Magermilch, die maximal 0,5 Prozent Fett aufweist.

Als Faustregel gilt: Je fetter die Milch ist, desto cremiger wird der Joghurt und desto höher der MK-4-Anteil.

Ein Rezept für Naturjoghurt finden Sie im Anhang (siehe Seite 78).

Mit Weißkäse, Topfen beziehungsweise Quark sind Sie bereits beim Käsemachen im weiteren Sinne angelangt. Weißkäse hat mit 18,7 Mikrogramm pro 100 Gramm einen hohen Anteil an langkettigem MK-9. Er stellt die einfachste Art Käse dar. Im Kühlschrank bleibt er im verschlossenen Behälter bis zu einer Woche frisch. Sie können ihn auch einfrieren und nach dem Auftauen mit dem Mixer aufschlagen. Grundsätzlich schmeckt Weißkäse mit einer höheren Fettstufe zarter, während fettärmerer Weißkäse bröselig ist und eine eher säuerliche Geschmacksnote aufweist.

Ein Rezept für Weißkäse finden Sie im Anhang (siehe Seite 79).

Auf Spurensuche: MK-4 in Burger & Co.

Fast Food und Take-away statt frisch gekochter Mahlzeiten? Sollte es da etwas zu entdecken geben? Etwa MK-4?

Tatsächlich konnten US-amerikanische Forscher in einer Studie aus dem Jahr 2006 entsprechend erstmalig feststellen, dass verschiedene Fast-Food-Produkte MK-4 enthielten: Hamburger, Sandwiches, Burritos, Tacos, Peperoni-Pizza und Shakes. Der MK-4-Anteil im klassischen Burger aus Rindfleisch mit Zwiebeln, Gurke, Ketchup und Senfsauce erreichte 1,4 bis 2,9 Mikrogramm pro 100 Gramm. Hühnchen-Sandwiches erbrachten mit 2,7 bis 10,6 Mikrogramm pro 100 Gramm höhere Werte. Die Werte bei Burritos mit Bohnen, Hack- oder Hühnerfleisch reichten von 0,6 bis 2,7 Mikrogramm pro 100 Gramm.[37]

K_2-Superfood Nattō

Nattō ist eine urjapanische Speise aus gekochten Sojabohnen, die durch Fermentation mit klebrigem Eiweiß überzogen ist. Das Bakterium *Bacillus subtilis*, der Heubazillus, vollbringt diese Transformation. Diese traditionelle, günstige und nahrhafte Speise nimmt man, kombiniert mit Reis, Senf, Sojasauce, Brühe, Gemüse oder rohem Ei, in Japan zum Frühstück oder zum Dämmerschoppen ein. Dem modernen Trend zur kulturellen Verschmelzung geschuldet sind weitere zahlreiche Variationen mit Pizza, Pasta oder Tacos. 2013 gaben japanische Verbraucher jährlich etwa 196 Milliarden Yen (das sind umgerechnet etwa 154 Millionen Euro) für Nattō aus.[38]

Nattō wird zum ersten Mal im Buch *Shin Sarugakki* von Fujiwara no Akihira (989-1066) schriftlich erwähnt. In diesem Werk werden der herrschende Lebensstil sowie Sitten und Gepflogenheiten der damaligen Zeit beschrieben.[39] Der Legende nach soll Nattō ein Zufallsprodukt sein, dass von Yoshiie, einem Samurai des Minamoto-Klans, während der Eroberung der Stadt Oshu entdeckt wurde. Damals wurden gekochte Sojabohnen in einem Sack aus Reisstroh auf dem Rücken eines Pferdes mitgeführt, die Sonnenwärme soll die Fermentation in Gang gebracht haben.[40]

Aber was macht die im Osten Japans sehr beliebte Sojabohnenspezialität so besonders? Dem japanischen Volksglauben nach ist die schleimig-braune Masse gegen allerlei Gebrechen gut. Sie soll gegen Thrombosen und zu hohe Cholesterinwerte helfen und krebsvorbeugend sein. Und mancher japanische Mann hofft, damit die drohende Glatze zu verhindern. Aber auch die eine oder andere Großmutter schwört, dass sie ihr hohes Alter nicht zuletzt dem Verzehr von Nattō zu verdanken hat. Denn Nattō ist nicht nur eine erstklassige Quelle für Protein (18 Gramm in 100 Gramm), Ballaststoffe (5 Gramm in 100 Gramm) und Minerale wie Kalzium (217 Mikrogramm in 100 Gramm), sondern auch für Vitamine wie Vitamin C (13 Milligramm in 100 Gramm) und Vitamin K_1 (Phylloquinon, 23,1 Mikrogramm in 100 Gramm).[41]

Laut Dr. Ann Yonetani[42], Lebensmittelwissenschaftlerin an der New School in New York und Unternehmerin für Nattō als »Japanese fermented soybean superfood« (japanisches Superfood aus fermentierten Sojabohnen), enthält ein gehäufter Esslöffel Nattō-Speise etwa 300 Mikrogramm K_2 – um das Siebenfache mehr als das für die Gesundheit erforderliche Minimum (siehe Seite 77). Für die Variante MK-7 wies Dr. Leon Schurger einen Anteil zwischen 882 und 1034 Mikrogramm in 100 Gramm Nattō-Speise nach.[43]

Hier ein erster Verweis auf die herausragende Gesundheitsbedeutung von Nattō:

Die sanfte Osteoporoseprävention

In japanischen Studien stand der Verzehr von Nattō in deutlichem Bezug zu einem verringerten Risiko von Hüftfrakturen bei postmenopausalen Frauen, also Frauen nach der Menopause.

Bereits 2002 stellten Forscher der Kawasaki Medical University in einer Studie fest, dass Nattō etwa hundertmal mehr Vitamin K_2 enthält als Käse.[44]

Wie ist das zu erklären? Um den Fermentationsprozess der Sojabohnen zu initiieren, produziert das Bakterium *Bacillus subtilis* das Enzym *Nattō kinase*, und es ist dieses Enzym, dem Nattō seinen hohen Vitamin-K_2-Gehalt verdankt. Doch darüber später mehr (siehe Seite 38).

Iss dein Nattō!

Wegen seines strengen, ammoniakartigen Geruchs, der an Käsesorten wie Limburger, Münster, Taleggio oder Chaumes erinnert, seines intensiven Geschmacks und seiner musigen Textur, gilt es für Menschen aus dem Westen eher als kulinarische Herausforderung.

Es scheint in Japan nicht gerade eine Lieblingsspeise der Kinder zu sein, weshalb findige Spielwarenproduzenten »Nattō-bachi« ersonnen haben. Bei dieser Erfindung beruft man sich auf den berühmten Dichter und Töpfermeister Rosanjin Kitaoji und dessen Anleitung, Nattō mit Sojasauce zu vermischen. Das Kind gibt also in eine Art Quirl in der Dose die Nattō-Speise. Nun muss es exakt 305-mal umrühren, damit sich der Deckel wieder öffnen lässt und es Sojasauce dazu gießen kann. Dann heißt es weitermachen, bis insgesamt 424 Drehungen vollendet sind und das perfekte Nattō-Gericht verzehrt werden kann. Tatsächlich und auch ohne »Nattō-bachi« dürfte etwa 200-mal Umrühren ausreichen, um Eiweißfäden zu entfernen und dieselbe Zähflüssigkeit und den von Rosanjin angestrebten Umami-Geschmack – eine fünfte Geschmacksform – zu erreichen.

Nattō selbst gemacht

Wer möchte, kann Nattō selbst herstellen, indem über Nacht eingeweichte Biosojabohnen eine Stunde in Dampf gegart werden. Danach mischt man pulverisierten Nattō-Starter aus dem Biomarkt unter die Bohnen. Wer ein relativ mildes

Aroma mit mäßig entwickelten Fäden oder Fasern bevorzugt, lässt diese Masse nun bei 40 Grad Celsius sechs bis sieben Stunden lang fermentieren. Für längere Fäden und das traditionell kräftige Aroma, darf das Nattō zwölf Stunden oder länger fermentieren. Fertiges Nattō ist eingefroren mehrere Monate haltbar, einmal aufgetaut, sollte es innerhalb einer Woche verzehrt werden. Anstelle von Sojabohnen können andere, kleine Bohnen mit hohem Proteingehalt genutzt werden, so Adzukibohnen oder schwarze Bohnen, aber auch Kichererbsen.

Nattō als Tiefkühlfertigprodukt aus dem Asiamarkt ist meist nicht vegan, es enthält eventuell gentechnisch veränderte Bohnen oder Zusatzstoffe wie Zucker, Konservierungsmittel und Geschmacksverstärker.

Alle Utensilien, die Sie zur Nattō-Herstellung verwenden, sollten zuvor sterilisiert werden. Legen Sie sie einfach zehn Minuten in kochendes Wasser.

Ein Rezept für Nattō finden Sie im Anhang (siehe Seite 80).

Das Qualitätmerkmal »neba-neba«

Glutaminsäure ist es, die die klebrigen Fäden und den intensiven Geschmack von Nattō bewirkt. Der Grad der Klebrigkeit, »neba-neba«, den die Nattō-Masse zeigt, steht in Japan für seine Qualität. Je mehr »neba-neba«, desto besser das Nattō!

Nattokinase – ein einzigartiges Enzym

Neben dem pulverisierten Grüntee Matcha oder auch Meeresalgen soll Nattō eines der japanischen Geheimnisse »ewiger Jugend« sein. Es ist ein ganz bestimmter Bestandteil, dem man dies nachsagt.

Im fermentierten Nattō vollbringen die Mikroorganismen nicht nur in Geschmack und Textur beeindruckende Veränderungen. Das *Bacillus subtilis* produziert in Nattō *Nattōkinase*, ein Enzym, das extrahiert werden kann. Es wurde 1980 von Dr. Hiroyuki Sumi von der Medizinischen Fakultät der Universität Chicago entdeckt, als dieser 172 verschiedene Nahrungsmittel auf deren Fähigkeit untersuchte, Blutgerinnsel auflösen zu können. Er stellte fest, dass dieses herausragende Enzym sowohl Blutgerinnsel verhinderte als auch bereits bestehende auflösen konnte. Er benannte es »Enzym in Nattō«: Nattokinase.

Dieses Enzym wird als einer der aktivsten Wirkstoffe von Nattō angesehen, da es in der Lage ist, Substanzen aufzubrechen, die Ablagerungen in den Arterien haften lassen.

Nattokinase ist ein Vitalstoff

Klinische Human- und Tierstudien in Asien und Nordamerika konnten zeigen, dass Nattokinase einen positiven Einfluss auf die Blutgerinnung hat und hilfreich in der Vorbeugung und Behandlung von Herz-Kreislauf-Erkrankungen, Alzheimer und Bluthochdruck sein kann.[45] Forscher der chinesischen National Chiayi University kamen zu dem Schluss, dass Nattokinase ein sehr großes Potential als Nahrungsmittelergänzung oder als funktionelles Lebensmittel besitzt.[46]

Ob es als Alternative zu Aspirin, dem gerinnungshemmenden Wirkstoff Warfarin oder anderen neueren Blutverdünnern eingesetzt werden kann, wird gegenwärtig erforscht.[47] Um sicher vor Gesundheitsrisiken zu sein, sollten Patienten mit Schlaganfall, Magengeschwür oder Gerinnungsstörungen auf die Einnahme von Nattokinase verzichten. Aber auch Menschen, die sich in einer Blutverdünnertherapie befinden, beziehungsweise vor oder kurz nach einem operativen Eingriff stehen, sollten Nattō nicht verwenden.

Ausreichende Zufuhr von Vitamin K_2

Die Wirkungsweise der meisten Vitamine entspricht der eines Katalysators: Sie beeinflussen Stoffwechselreaktionen, ohne sich in diesem Prozess selbst zu verändern. Anders als die sogenannten Makronährstoffe Kohlenhydrate, Fette und Eiweiße liefern sie keine Energie. Man zählt sie deshalb zu den Mikronährstoffen, zusammen mit Mineralstoffen und Spurenelementen. Vitamine werden lediglich in geringen Mengen benötigt. Der Körper kann sie jedoch nicht speichern, sie werden permanent verbraucht und ausgeschieden. Um einer die Körperfunktionen beeinträchtigenden Unterversorgung vorzubeugen, müssen wir diese Mikronährstoffe als Botenstoffe, Bausteine und Cofaktoren kontinuierlich ersetzen.

Verborgener Hunger

Verborgener Hunger, auch als *Hidden Hunger* bezeichnet, ist die beginnende Unterversorgung mit einzelnen Vitaminen und Mineralien. Diese ist durch ärztliche Untersuchungen nicht fassbar, bleibt daher oft unbemerkt und kann über Funktionsstörungen im Organismus langfristig zu Erkrankungen führen. Nachtblindheit durch einen Vitamin-A-Mangel oder die Entstehung eines Kropfs aufgrund ungenügender Jodzufuhr sind für jedermann augenfällige Zeichen. Ein stetig wachsender Teil der Weltbevölkerung jedoch scheint von indirekten »unsichtbaren« Effekten betroffen zu sein.[48] Beim *Hidden Hunger* nehmen die Menschen genügend Kalorien zu sich, versäumen aber die ausreichende Zufuhr von essentiellen Nährstoffen wie Vitaminen und Mineralien – ein Mangel an Mikronährstoffen ist die Folge. Es stellt sich die Frage, ob ein Defizit der genannten Mikronährstoffe bereits krankheitswertig ist beziehungsweise das Risiko birgt, bestehende Erkrankungen ungünstig zu beeinflussen.

Bedarfsgerechte Versorgung mit Mikronährstoffen steuert einem Mangel aufgrund unausgewogener Ernährung zum Beispiel entgegen. Eine gezielte Zufuhr wirkt ausgleichend oder deckt einen erhöhten Bedarf. Nicht-bedarfsgerechte Versorgung mit Mikronährstoffen kann zu verschiedensten Symptomen führen, wie etwa zu Einschränkungen des Immunsystems, Störungen im Bewegungsapparat oder kognitiven Einschränkungen wie Gedächtnisstörungen.[49] Eine Unterversorgung wird spätestens dann problematisch, wenn der Organismus besonderen Belastungen ausgesetzt ist. Das kann der Östrogenabfall der Wechseljahre sein, der bei etwa jeder dritten Frau das Risiko einer – bislang noch nicht heilbaren – Osteoporose steigen lässt. Aber auch eine vegane Lebensweise, bei der auf tierische Lebensmittel gänzlich verzichtet wird. Belastend wirken auch chronische Erkrankungen wie beispielsweise Morbus Crohn. Bei dieser Entzündung des Magen-Darm-Trakts liegt unter anderem eine Aufnahmestörung der fettlöslichen Vitamine vor, was man für Vitamin D bereits nachgewiesen hat und für Vitamin K_2 ebenfalls annimmt.[50]

Ob Mikronährstoffe als Nahrungsmittelergänzung für den langfristigen Erhalt der Gesundheit und zur Prävention chronisch degenerativer Erkrankungen sinnvoll sind, wird zurzeit kontrovers diskutiert. Grundtenor ist jedoch, dass ein Nutzen nur dann zu erwarten ist, wenn der richtige Nährstoff in der richtigen Anwendung eingesetzt wird.[51] Supplemente sollten in jedem Fall die tägliche Nahrung lediglich ergänzen und nicht ersetzen.

Bekommen Sie genug Vitamin K_2?

Eine ausreichende Aufnahme von Vitamin K über die Nahrung ist möglich. Regelmäßiger Verzehr von grünem Gemüse ist dafür ausreichend.

Referenzwert für die Aufnahme von Vitamin K über die Nahrung ist für gesunde Erwachsene 55 bis 90 Mikrogramm pro Tag für Frauen und 65 bis 120 Mikrogramm pro Tag für Männer. Diese Mengen basieren auf Mittelwerten aus diversen Regionen wie beispielsweise Nordamerika. Sie berücksichtigen allerdings nur Vitamin K_1, Phyllochinon, in seiner Bedeutung für die Blutgerinnung.[52] Der Bedarf kann bei zu geringer Aufnahme von Gemüse, aber auch bei Beschwerden wie chronisch-entzündlichen Darmerkrankungen auf bis zu 400 Mikrogramm täglich steigen.[53]

Wie sieht der Bedarf an Vitamin K_2 aus? Sind Sie sicher, dass Sie genug aufnehmen? Sofern Sie nicht hochwertige Butter, Käse, Nattō oder Fleisch von mit Weidegras gefütterten Tieren essen, vermutlich nicht. Man nimmt an, dass die Menge an Vitamin K_2, die wir über unsere Nahrung aufnehmen, etwa ein Viertel des gesamten Vitamin-K-Anteils ausmacht.[54] Ernährungswissenschaftler haben inzwischen erkannt, dass der Mangel an Vitamin K_2 in seinen Formen MK-4 bis MK-13 weit verbreitet ist und zu Herz-Kreislauf-Erkrankungen beiträgt beziehungsweise zu Kalziumablagerungen in den Gefäßen führt. Man folgert daraus, dass der Vitamin-K_2-Gehalt in Lebensmitteln unbedingt systematisch quantifiziert werden sollte. Die Verantwortlichen im Gesundheitswesen werden dazu aufgefordert, Programme zu initiieren, die einer breiten Öffentlichkeit die Einnahme von Vitamin K_2 über fermentierte Nahrung nahebringt. In den eher wohlhabenden Ländern, in denen der Verzehr von Vitamin-K_2-reichen Lebensmittel wie Eier, Fleisch und Milchprodukten zu möglichen Erkrankungen wie Adipositas, Typ-2-Diabetes oder Krebs führt, wäre die Aufnahme von langkettigem K_2 aus fermentierter pflanzlicher Nahrung wünschenswert. In weniger wohlhabenden Ländern wäre Vitamin K_2 aus Sauerkraut oder Nattō zudem eine kostengünstige wie gesundheitsfördernde Lösung.[55]

Die empfohlene Tagesdosis: Schätzwerte

Wieviel Vitamin K_2 benötigt nun der Mensch? Der Mindestbedarf an Vitamin K_2 wird auf etwa 45 Mikrogramm geschätzt. Neuere Studien legen nahe, dass erst bei 120 bis 200 Mikrogramm eine ausreichende Wirksamkeit erreicht wird. Von Ernährungsexperten wird daher eine mittlere Dosis von etwa 150 Mikrogramm empfohlen.

K_2 für bessere Knochenqualität

- 2013: Das Forscherteam um Marjo Knapen und Dr. Cees Vermeer, Professor am Institut für Herz-Kreislauf-Erkrankungen CARIM der Universität Maastricht und Pionier der Vitamin-K_2-Forschung, konnte in einer bahnbrechenden Dreijahresstudie zeigen, dass die tägliche Einnahme von 180 Mikrogramm MK-7 Knochendichte und -stärke verbesserte.[56] Dies entspricht einer täglichen Ration von etwa 20 Gramm Nattō.
- 2014: Apotheker und Mikronährstoff-Experte Uwe Gröber sowie Professor Dr. med. Klaus Kisters empfehlen zur Prävention eine tägliche Zufuhr von 0,5 bis 1,0 Mikrogramm MK-7 pro Kilogramm Körpergewicht. Bei einem Gewicht von beispielsweise 65 Kilogramm sind dies 32,5 bis 65 Mikrogramm, bei 85 Kilogramm 42,5 bis 85 Mikrogramm.

Zur Therapie von Erkrankungen wie Osteoporose bieten sich täglich 2 bis 4 Mikrogramm MK-7 pro Kilogramm Körpergewicht an. Bei einem Gewicht von beispielsweise 65 Kilogramm sind dies 130 bis 260 Mikrogramm, bei 85 Kilogramm 170 bis 340 Mikrogramm.[57]

- 2015: Professorin Naoko Inaba von der Universität Hokkaidō in Sapporo empfiehlt eine tägliche Einnahme von mindestens 100 Mikrogramm MK-7.[58]
- 2016: Die kanadische Ärztin für Naturheilverfahren Dr. Kate Rheume-Bleue bevorzugt die Einnahme von 45 Mikrogramm MK-7 täglich, verweist aber auf jüngste klinische Studien, in denen täglich 180 Mikrogramm für die Knochengesundheit und 360 Mikrogramm gegen Arterienverkalkung gegeben werden.[59]

Kann man diese Mengen überhaupt über die Nahrung aufnehmen? Die International Health and Science Foundation in Krakau illustriert die Antwort wie folgt:

Um die erwähnten 45 Mikrogramm Vitamin-K_2-Minimalbedarf als MK-7 täglich über die Nahrung zu erhalten, müssten Sie:

- vier Kilogramm Rindfleisch essen,
- fünf Liter Milch trinken,
- fünf Liter 3,5-prozentigen Naturjoghurt essen,
- 80 Gramm Weichkäse wie Camembert oder Brie zu sich nehmen,
- 59 Gramm Hartkäse wie Emmentaler oder Bergkäse verzehren **oder**
- 140 Gramm in Form von acht Eigelb essen.[60]

Lässt sich ein Vitamin-K_2-Defizit nachweisen?

Gefährliche Krankheiten durch Vitaminmangel treten in unserer Wohlstandsgesellschaft nur noch sehr selten auf. Zu den bekanntesten dieser Hypovitaminosen genannten Vitaminmangelkrankheiten zählen Skorbut, bei anhaltendem Vitamin-C-Defizit, Beriberi, bei schwerem Mangel an Thiamin (Vitamin B_1), oder Rachitis, bei ungenügender Vitamin-D-Zufuhr. Tatsächlich kann man einen Vitamin-K_2-Mangel derzeit nicht mittels Labordiagnostik kontrollieren. Es wird daher versucht, über die Konzentration von Vitamin K_1 im Blutplasma den dort vorhandenen Anteil an inaktivem Osteokalzin zu kontrollieren.[61] Obwohl der gewonnene Wert keine direkte Aussage über den Vitamin-K_2-Status zulässt, gilt er als indirekter Indikator für den Gesundheitszustand des Knochenstoffwechsels. Je mehr aktives Osteokalzin im Blut vorhanden ist, desto geringer ist beispielsweise das Risiko eines Knochenbruchs.

Und je höher der Spiegel das inaktiven Osteokalzins, desto niedriger ist, so nimmt man an, der Vitamin-K_2-Anteil.

Welche Symptome sind zu erwarten, wenn ein Mangel an Vitamin K_2 vorliegt? Ein Mangel an Vitamin K kann zu Störungen der Blutgerinnung und damit zu verstärkten Blutungen bei Verletzungen, zu Hämatomen, Nasenbluten oder Schleimhautblutungen führen. Sichere Zeichen eines Vitamin-K_2-Mangels sind wie bereits erwähnt nicht feststellbar, und das ist es, was diesen Mangel schwer greifbar und riskant macht. Unbemerkt führt er zu Verschlechterungen von Knochengesundheit und zur Verkalkung der Herzgefäße.

Folgende Faktoren verstärken laut Experten den Vitamin-K_2-Mangel:

- schlechte und unausgewogene Ernährung,
- Zerstörung der Darmflora durch Antibiotika,
- schlechte Nährstoffaufnahme über den Darm aufgrund von chronischen Magen-Darm-Infektionen,
- altersbedingte Reduktion der Nährstoffaufnahme über den Darm sowie reduzierte Verfügbarkeit von K_2 im Blutkreislauf.[62]

Kalzium-Paradox

Kalzium spielt im menschlichen Körper eine wichtige Rolle:

- Es sorgt für Struktur und Stärke von Knochen und Zähnen.

- Es ermöglicht die Kontraktion der Muskulatur und ist für das Aussenden von Signalen über die Nervenbahnen verantwortlich.
- Es sorgt dafür, dass sich Blutgefäße ausdehnen und zusammenziehen.
- Es unterstützt Blutgerinnung, Funktionen der Proteine und Hormonregulation.[63]

Obwohl Kalzium für unseren Körper essenziell ist, kann es sich negativ auswirken. Vitamin D hilft dem Körper, Kalzium aus der Nahrung ins Blut zu überführen.[64] Sobald das Kalzium absorbiert ist, hat das Vitamin D keine Kontrolle mehr darüber, wo es im Körper deponiert wird. Vitamin K_2 wird benötigt, um im Prozess der Carboxylierung (siehe Seite 19) verschiedene Proteine zu aktivieren. Diese Proteine lenken beispielsweise das Kalzium in unsere Knochen oder Zähne. Fehlt Vitamin K_2, werden diese Proteine nicht aktiv und Kalzium lagert sich irgendwo im Körpergewebe an. Diese Tatsache wird mit Gefäßverkalkung und Nierensteinen in Verbindung gebracht.

Eine aufsehenerregende Studie mit 36 282 Teilnehmerinnen zeigte 2011, dass Kalziumpräparate, die für den Gesunderhalt von Knochen eingenommen wurden, drei von 1000 Knochenbrüchen verhinderten, aber sechs zusätzliche Herzinfarkte hervorriefen.[65]

Wie ist das zu erklären?

Für die Mehrzahl der Herzinfarkte wird als Hauptursache eine langjährige Verkalkung der Arterien angenommen. Und tatsächlich hatte sich ein Teil des für die Knochen bestimmten Kalziums nicht in diesen abgelagert, sondern in den Blutgefäßen. Wenn sich Kalzium vermehrt in den Arterienwänden einlagert und die Knochen gleichzeitig unter Kalziumverlust leiden, spricht man vom Kalzium-Paradox – einem Phänomen, das vor allem bei Frauen nach den Wechseljahren, bei Diabetikern und Senioren, aber auch bei jüngeren Patienten mit chronischer Nierenerkrankung (CKD) beobachtet wird. Menschen, die täglich mehr als 1000 Mikrogramm Kalzium aufnehmen, sollten darauf achten, zusätzlich mindestens 32 Mikrogramm Vitamin K_2 über die Nahrung zuzuführen.[66]

Ist Vitamin K_2 gefährlich?

Überdosierungen von Vitamin K in seinen Formen K_1, Phyllochinon, und K_2, Menachinon, sind nach heutigem Wissensstand nicht möglich.[67]

Menschen, die Blutverdünner, sogenannte Antikoagulantien, einnehmen, sollten Vitamin-K-Präparate nur unter ärztlicher Aufsicht verwenden. Denn Blutverdünner greifen in den Blutgerinnungsprozess ein, verlängern die Gerinnungszeit und helfen dadurch, die Entstehung einer Thrombose oder Embolie zu vermeiden. Diese Medikamente enthalten als Wirkstoff Cumarine wie Warfarin oder Phenprocoumon, die in angelsächsischen Ländern unter Handelsnamen wie Coumadin®, in Deutschland unter Marcumar® bekannt sind. Sie weisen in ihrer Struktur Ähnlichkeiten mit Vitamin K auf und hemmen die Aktivierung der Blutgerinnungsfaktoren durch das Vitamin K. Aus diesem

Grund nennt man sie Vitamin-K-Antagonisten, sie sollten nicht mit Nahrungsergänzungen, die MK-7 enthalten, kombiniert werden. Sie können als gefährliches Gegenmittel wirken und die Blutverdünner teilweise oder gänzlich unwirksam machen.

Für wen ist K_2 nicht geeignet?

- Bereits die Einnahme von Nahrungsergänzungen mit einem Gehalt von 10 Mikrogramm kann bei empfindlichen Personen die Gerinnung beeinflussen.[68]
- MK-7 Supplemente, die mehr als 50 Mikrogramm pro Tag enthalten, können die Therapie mit oralen Blutgerinnungshemmern beeinträchtigen.[69]

Ein Vergleich: Vitamin K_2-Nahrungsergänzungsmittel

! Idealerweise ist das MK-7 in Nahrungsergänzungsmitteln bioidentisch und wird als »all-trans« beschrieben – dann kann man davon ausgehen, dass es für die Carboxylierung ausreichend effektiv ist.

Nehmen Sie das Vitamin-K_2-Präparat zusammen mit einer Mahlzeit ein, die gesunde Fette enthält, um dessen Aufnahme zu erleichtern. Von den zwei Vitamin-K_2-Formen ist MK-7 als Ergänzungsmittel effektiver. Um den Gehalt des lichtempfindlichen Vitamins K_2 zu erhalten, sollten Sie Supplemente dunkel in Braunglasbehältern oder lichtundurchlässigen Behältnissen beziehungsweise im Kühlschrank aufbewahren.

In der folgenden Tabelle finden Sie eine Übersicht möglicher Vitamin-K_2-Präparate.

Produkt	Packung/ Kapseln/ ml	UVP/ AVP €	Empfohlene Dosis	Anteil Vitamin K_2 in µg pro Dosis	Zutaten komplett
Reinsubstanz: 100% K_2 Biogena® Vitamin K_2 100 vegetarisch	60 Stck.	25,90	1 Kapsel pro Tag	100	Erbsenfaser, Vitamin K_2 (all-trans Menachinon-7), Hydroxypropylmethylcellulose (Kapselhülle)
Kombination: $K_2 + D_3$ Zein Pharma Vitamin K_2 Kapseln MenaQ-7	60 Stck.	24,95	1 Kapsel pro Tag	100	Mikrokristalline Cellulose, MenaQ7® Pulver (27,6 %; Menachinon-7, Glycerol Monostearat, Ascorbyl Palmitat, Rosmarin Extrakt), Magnesiumsalze der Speisefettsäuren (Trennmittel pflanzlich), Vitamin D_3 (Cholecalciferol) Hydroxypropylmethylcellulose (Kapselhülle)
Kombination: Vitamin $K_1 + K_2 + D_3$ Pure Encapsulations® Vitamin K & D vegetarisch	60 Stck.	29,90	1 Kapsel alle 2 Tage	1045	Mikrokristalline Cellulose, Vitamin K_1 (Phytomenadion), Vitamin K_2 (Menachinon), Vitamin D_3 (Cholecalciferol), Hydroxypropylmethylcellulose (Kapselhülle)
Kombination: K_2 + Vitamin E Dr. Jacob's Vitamin K_2 Öl vegan	20 ml	14,95	6 Tropfen pro Tag	120	Sonnenblumenöl, Antioxidationsmittel, stark tocopherolhaltige Extrakte (Vitamin E natürlichen Ursprungs), Vitamin K_2 (Menachinon all-trans MK-7)

Tipps für ein sicheres Produkt

Um sicherzugehen, dass Sie ein seriöses Produkt kaufen, sollten Sie darauf achten, dass diese verpflichtenden Verpackungsangaben auf dem Nahrungsergänzungsmittel zu finden sind:

- Bezeichnung: »Nahrungsergänzungsmittel«
- charakteristische Stoffkategorie (zum Beispiel: Vitamine, Mineralstoffe oder sonstige Stoffe)
- empfohlene tägliche Verzehrmenge in Portionen (zum Beispiel: 1 Kapsel pro Tag)
- Warnhinweis: »Die angegebene empfohlene tägliche Verzehrmenge darf nicht überschritten werden.«
- Menge der Stoffe mit ernährungsspezifischer / physiologischer Wirkung im Hinblick auf die tägliche Verzehrmenge (zum Beispiel: 1 Kapsel enthält 60 mg Vitamin XY)
- Angaben zur empfohlenen Tagesdosis (NRV / Nutrient Reference Value) in Prozent (zum Beispiel: deckt 50 % der empfohlenen Tagesdosis an Vitamin XY)
- Abschreckungshinweis: »Nahrungsergänzungsmittel sollten nicht als Ersatz für eine ausgewogene und abwechslungsreiche Ernährung verwendet werden.«
- Lagerhinweis: »Das Produkt ist außerhalb der Reichweite von kleinen Kindern zu lagern.«[70]

Hinweise für den Kauf im Internet

Wer nicht nur bei seriösen Versandapotheken kauft, sondern auch bei Internetshops bekannter Drogerie- oder Lebensmittelketten oder bei in Deutschland ansässigen Direktanbietern, sollte auf diese Siegel achten:

- »Trusted Shops«,
- »Internet Privacy Standards«,
- »EHI Geprüfter Online-Shop« und
- »TÜV Süd s@fer shopping«.

Sie verweisen auf Anbieter, die bei der örtlichen Lebensmittelüberwachung registriert und als amtlich überwachter Betrieb identifiziert sind.

Aktivierungsvitamin K_2

Was für die meisten Nährstoffe gilt, das gilt auch für Vitamin K_2: Es ist nicht die einzige Maßnahme zur Krankheitsprävention, aber es bietet ein so großes Potential, dass wir alle in unserem Körper ein ausreichendes Level aufrechterhalten sollten. Warum brauchen wir nun Vitamin K_2? Weil die Vitamin-K-abhängigen Proteine von diesen aktiviert werden müssen, um zu wirken.

Hier noch einmal im Detail die wichtigsten Prozesse, an denen Vitamin K_2 beteiligt ist.

Gesunde Gefäße

Unser Blutkreislauf ist wie ein weit verzweigtes Transportsystem. Würde man alle Blutgefäße – die Adern – hintereinander legen, käme man auf eine Gesamtlänge von rund 100 000 Kilometer. Sind die Gefäße gesund, erreicht das Blut die entferntesten Kapillaren, die feinsten Haargefäße in den Finger- und Zehenspitzen. Faktoren wie zunehmendes Lebensalter, Vorbelastungen verschiedener Art oder ungesunde Lebensführung – dazu gehören zum Beispiel Rauchen oder permanent erhöhte Blutfette – tragen dazu bei, dass die Gefäße ihre Elastizität verlieren. Eine allmähliche »Verkalkung« kann entstehen, bei der die Ablagerungen, die »Plaques« aus

Fett-, Kalk- oder Eiweißbestandteilen, die Gefäße verengen. Diese Plaques sind Risikofaktoren und Erkennungsmerkmale in einem: Aus ihnen können sich ein Herzinfarkt, Schlaganfall oder auch Gefäßverschluss im Bein entwickeln.[71]

Das Matrix-Gla-Protein MGP (siehe Seite 21) ist eines von drei Proteinen, die für den Schutz der Gefäße vor Entzündungen und Verkalkungen verantwortlich sind und zu diesem Zweck von Vitamin K_2 aktiviert werden müssen.

Zwei bahnbrechende Studien

Die Rotterdam-Studie[72] beobachtete 2004 die Effekte langkettiger Menaquinone wie MK-7 und höher an 7983 Männern und Frauen über 55 Jahren im Zeitraum von 1990 bis 1993 und dann noch einmal im Jahr 2000. Die Ergebnisse lieferten Hinweise darauf, dass die höchste Aufnahme von Vitamin K_2, mit 45 Mikrogramm pro Tag, zu dem geringsten Risiko einer schweren Verkalkung der Aorta führte: Das Risiko, an einer Herz-Kreislauf-Erkrankung zu sterben, war um 50 Prozent niedriger als bei geringer Zufuhr. Gleichzeitig war das Sterblichkeitsrisiko um neun Prozent pro zusätzlicher 10-Mikrogramm-Aufnahme je Tag reduziert. Die Probanden mit der höchsten Vitamin-K_2-Aufnahme lebten im Schnitt sieben Jahre länger als jene mit einem Vitamin-K_2-Mangel.

2015 wurden die Ergebnisse einer weiteren bahnbrechenden Studie veröffentlicht: 244 postmenopausale Frauen im Alter von 55 bis 65 Jahren nahmen drei Jahre lang täglich entweder 180 Mikrogramm MK-7 oder Placebo-Kapseln ein. Anhand der MK-7-Gruppe konnte via Ultraschall- und Pulswellengeschwindigkeitsmessungen bestätigt werden, dass die altersbedingte Versteifung der Gefäßwände sowie die Elastizität der Blutgefäße deutlich verbessert worden war.[73]

Starke Knochen

Sie sind härter als Granit und zugfester als Stahl – unsere Knochen. Im Verhältnis zu ihrem Gewicht sind Knochen erstaunlich stabil. Der Anteil des Skeletts am Körpergewicht macht sage und schreibe lediglich etwa zwölf Prozent aus, bei einem Gewicht von 65 Kilogramm sind das knapp acht Kilo. Zur hohen Belastbarkeit kommt eine gewisse Elastizität, dank derer manche Knochen das 20-fache des Körpergewichts auffangen können, ohne dabei zu brechen. Der kleinste unserer rund 206 Knochen ist gerade einmal drei Millimeter groß, es ist der sogenannte Steigbügel im Mittelohr.

Obwohl man sich Knochen gern als starres Gewebe vorstellt, sind sie tatsächlich sehr lebendiges Gewebe, das sich in einem permanenten Auf- und Abbauprozess befindet. Die Konsequenz ist, dass sich Skelett und Knochen unser Leben lang verändern. Für vitale, gesunde Knochen spielen Bewegung und Ernährung eine enorme Rolle.

Der Grundstock für feste Knochen wird bereits im Kindes- und Jugendalter gelegt. Ab dem 30. Lebensjahr dann, verliert der Mensch mehr Knochen als neu produziert werden.

Die nachweisliche Fähigkeit von Vitamin K_2 zur Aktivierung von Osteocalcin macht es zu einem unverzichtbaren Nährstoff für die optimale Knochengesundheit. Das zeigten niederländische Forscher, die 2008 erstmalig die Beziehung zwischen einer gesteigerten MK-7-Einnahme und der dadurch erhöhten Osteocalcin-Carboxylierung (siehe Seite 58) untersuchten.

Knochenschutz für Klein und Groß

In dieser Doppelblindstudie mit 55 gesunden Kindern zwischen sechs und zehn Jahren erhielten 27 Kinder ein wirkstofffreies Placebo und 28 Kinder ein Nahrungsergänzungsmittel, das 45 Mikrogramm MK-7 enthielt. Nach acht Wochen war die Konzentration von nichtaktiviertem Osteocalcin in der MK-7-Gruppe im Vergleich zur Placebo-Gruppe deutlich gesenkt worden.[74]

Eine hohe Konzentration von weniger carboxyliertem Osteocalcin wird mit einer niedrigeren Knochendichte und einem erhöhten Risiko für Knochenbruch in Verbindung gebracht, da untercarboxylierte Proteine inaktiv und diesbezüglich nutzlos sind.

Permanente Zahnmineralisation

Kinder haben das sogenannte Milchgebiss mit 20 Zähnen. Erwachsene kommen mit Weisheitszähnen auf maximal 32 Zähne. Fehlen diese, umfasst das durchschnittliche Dauergebiss 28 Zähne. Die Zahnwurzel befindet sich im Kieferknochen. In der Mundhöhle sichtbar ist die Zahnkrone. Diese ist von Zahnschmelz überzogen und besteht zu 98 Prozent aus Mineralsubstanz mit Kalzium, Phosphat und Fluor.[75] Wobei Fluor als härteste Substanz des menschlichen Körpers gilt und besonders gegen Säure aus der Mundhöhle und mechanische Verletzungen wirkt. Unter der Zahnkrone befindet sich das weichere Zahnbein, das Dentin, aus dem der größte Teil des Zahnes besteht. Dentin ist ein knochenähnliches und, im

Gegensatz zum Zahnschmelz, lebendiges Gewebe. Es wird kontinuierlich von den Odontoblasten, den nahen Verwandten der Osteoblasten, neu gebildet.

Die Einlagerung bestimmter Mineralstoffe in Zahnschmelz und Dentin wird als Mineralisation bezeichnet. Und hier kommt Vitamin K_2 ins Spiel: Es stärkt den Zahn sowohl von innen als auch von außen. Der Effekt von Vitamin K_2 im Inneren beruht auf der Tatsache, dass es das Gla-Protein Osteocalcin (siehe Seite 63) aus den Osteoblasten carboxyliert, sprich aktiviert. Osteocalcin begünstigt sowohl die Mineralisation der bälkchenartigen Strukturen im Knochen, der sogenannten Trabekel, als auch des Zahns, hier insbesondere die Synthese des Zahnschmelzes.

Der äußere Effekt von Vitamin K_2 auf den Zahn ist der Tatsache geschuldet, dass unser Körper Menaquinone in verschiedenen Geweben speichert. Die höchsten Konzentrationen sind in der Bauchspeicheldrüse und in den Speicheldrüsen der Mundhöhle zu finden. Der menschliche Speichel besteht aus Wasser, Mineralien, Enzymen und Pufferstoffen. Er gilt als ein maßgeblicher Faktor für Mineralisation und Demineralisation des Zahnschmelzes, sobald sich sein pH-Wert ändert. Liegt dieser bei etwa 5,5 verliert der Zahn Minerale und kann Karies entwickeln. Ohne bislang den genauen Zusammenhang zu kennen, vermutet man heute, dass K_2 an der Zusammensetzung des Speichels beteiligt ist. Es soll zu einem geringeren Säuregehalt beitragen und so kariöse Zähne wieder remineralisieren können.[76]

Aktivator X – die nahrhafte Schlüsselsubstanz

Bereits 1939 beschrieb Weston A. Price (siehe Seite 21) in seinem Buch *Nutrition and Physical Degeneration* (dt.: Ernährung und physischer Verfall) den direkten Zusammenhang von Karies und Ernährung.[77] Mithilfe seines »Aktivator X« aus dem Butterölkonzentrat gewonnen aus vitaminreicher Butter, gelang es ihm, Karies sowohl aufzuhalten als auch rückgängig zu machen: Der kariöse Zahn bildete neues Dentin und Löcher schlossen sich.[78]

Regulierung von Zellfunktionen

Eines der Gla-Proteine (siehe Seite 21), das von Vitamin K_2 abhängig ist und von der Wissenschaft zunehmend beachtet wird, ist der Wachstumsfaktor Gas-6.[79] Wachstumsfaktoren spielen eine zentrale Rolle in der Zellbiologie: Man kennt ihre Bedeutung für die Vermehrung von Zellen, aber auch deren Bedeutung für Überleben, Wanderung und Differenzierung von Zellen. Dies sind elementare Zellprozesse, die für die Entwicklung und Aufrechterhaltung der Homöostase, also dem Gleichgewicht, das für Lebenserhaltung und Funktion eines Organismus oder eines Organs notwendig ist, im Menschen unverzichtbar sind. Aber auch bei Krankheiten wie Tumoren, Wucherungen von Blutgefäßen oder Gewebeveränderungen nach Verletzungen, die mit sich neu bildenden Zellen oder Geweben einhergehen, Bedeutung haben. Der Wachstumsfaktor Gas-6 regt die Zellen an, mit der Zellteilung, der Mitose, zu beginnen. Hauptzweck dieser Mitose ist das Wachstum neuer Zellen und der Ersatz ausgedienter Zellen.

Doch was bedeutet das nun für unsere Gesundheit?

Ist durch Vitamin K_2 ausreichend Gas-6 aktiviert, kann es zum Beispiel helfen, Gelenkentzündungen zu hemmen. Man nimmt an, dass eine entzündliche Reaktion die Gefäßantwort auf schädliche Einflüsse ist und die Regulierung des Flusses von Botenstoffen durch die Gefäßwände hindurch einen wesentlichen Kontrollschritt darstellt. Als Teil dieser Kontrollfunktion spielt Gas-6 eine wichtige Rolle in der Entzündungsreaktion: Es lockt Zellen des Immunsystems, so zum Beispiel Leukozyten, an den Ort der entzündlichen Reaktion, damit diese dann die Krankheitserreger abwehren.[80] Dieser Vorgang wird als Chemotaxis bezeichnet.

MK-4 gegen Abbauprozesse im Gehirn

In Tierversuchen konnte außerdem gezeigt werden, dass Gas-6 aufgrund seiner Signalgebung in den Nervenzellen eine wichtige Rolle im Gehirn spielt. Man konnte bei Ratten beobachten, dass mit zunehmendem Alter der Gehalt an Gas-6 abnahm: Bei Tieren im Alter von 24 Monaten war er um 84 Prozent niedriger als bei sechsmonatigen Tieren. Dies bezog sich vor allem auf die vordere Hirnrinde, die der Sitz des bewussten Denkens ist. Forscher schließen daraus auf einen Zusammenhang mit altersbedingtem kognitiven Abbau und neurodegenerativen Erkrankungen, zu deren häufigster Form die Alzheimer-sche Demenz gehört. Aktuelle Erkenntnisse lassen daher auf einzigartige Wirkungen gegen oxidativen Stress und Entzündung schließen, die durch MK-4 im Gehirn möglich sind.[81]

Vitamin K_2 im Lebenszyklus

Von der Kindheit bis ins Alter – Vitamin K_2 ist ein Vitamin für das ganze Leben. Es kann in jedem Lebensabschnitt einen wichtigen Beitrag zu Gesundheit und Wohlbefinden leisten. Diese Erkenntnis setzt sich immer mehr durch.

Speziell der Aspekt der Langzeitgesundheit tritt jetzt in den Vordergrund. Neben der Anwendung für Knochen und Herz-Kreislauf-System forscht man zu Effekten auf Gehirn, Nervensystem, Insulinproduktion oder Krebsvorbeugung. Im Folgenden einige Wirkungsaspekte im Überblick.

Kindergesundheit

Knochen sind lebendes Gewebe mit einem Netz lebender Knochenzellen, die sich in einem kontinuierlichen Auf- und Abbau befinden. Knapp die Hälfte der erwachsenen Skelettmasse wird in der Jugend geformt. Und etwa alle sieben Jahre erneuert sich das menschliche Skelett komplett. Die Osteoklasten, das sind Zellen, die aus dem Knochenmark entstehen, bauen dazu altes Knochengewebe ab und Osteoblasten, ebenfalls Zellen, die an der Knochenbildung beteiligt sind, bilden neues. Es handelt sich um jene Osteoblasten, die von MK-7 zur Produktion von Osteocalcin aktiviert werden, was wiederum das Kalzium in der Grundsubstanz des Knochens bindet.[82]

Die Bedeutung von Vitamin K_2 als MK-7 für die Knochengesundheit wird nicht erst für das Alter erkannt, sondern bereits für die Jugend. Jedes Jahr erkranken in Deutschland 885 000 Menschen neu an Osteoporose.[83] Bereits 1993 stellten englische Wissenschaftler einen Zusammenhang zwischen der Wahrscheinlichkeit, eine Knochenerkrankung zu entwickeln, und der Menge an Knochenmasse, die der Körper vor dem 30. Lebensjahr ansammelt, her. Ab einem Alter von circa 35 Jahren baut sich die Knochenmasse wieder ab. Je mehr Knochenmasse sich bis zu diesem Zeitpunkt gebildet hat, desto geringer ist das Risiko, im Alter von Osteoporose betroffen zu sein.[84]

Die Vorbeugung von Osteoporose beginnt mit einer optimalen Zunahme der Knochendichte, also bereits während des kindlichen Wachstums. Rund 90 Prozent der maximalen Knochenmasse erreichen Mädchen im Alter von 18, Jungen mit 20 Jahren.

Nachdem man 2008 den Beweis erbracht hatte, dass ein verbesserter Vitamin-K-Status bei Kindern nach zwei Jahren in stärkere und dichtere Knochen resultierte, untersuchten dieselben Wissenschaftler 2009 den Effekt, den eine Gabe von MK-7 über einen Zeitraum von acht Wochen auf Kinder vor der Pubertät hatte. 45 Mikrogramm MK-7 täglich zusammen mit der Hauptmahlzeit eingenommen, führten zu einem deutlichen Anstieg an aktiviertem Osteocalcin.[85]

Unerlässlich: MK-7 für Kinder

Eine niederländische Studie aus dem Jahr 2014, bei der 896 Blutproben von 42 Kindern und 68 Erwachsenen untersucht wurden, kam zu dem Ergebnis, dass die Kinder und die Erwachsenen, die das 40. Lebensjahr überschritten hatten, das größte Vitamin-K-Defizit hatten und am stärksten auf MK-7-Supplemente reagierten.[86]

Viele Kinder frühstücken immer seltener zu Hause und / oder nehmen keine Pausenverpflegung mit in die Schule: Dabei gilt zum Beispiel Milch als wichtiger Baustein für eine gesunde Ernährung, und sie ist bestens geeignet, zu einer ausgewogenen Grundversorgung von Schülerinnen und Schülern beizutragen.[87] Damit Ihr Kind angesichts der Verarmung unserer Ernährung ausreichend Vitamin K_2 bekommt, sollten Sie sich an den zuvor genannten Lebensmittellisten orientieren (siehe Seite 73–77), bevor Sie sich für Nahrungsmittelergänzungen entscheiden.

Fertilität von Mann und Frau

Testosteron, das wichtigste und wirkungsvollste männliche Hormon, zirkuliert im Blut weitgehend an Eiweiße gebunden. Zwischen dem 40. und 70. Lebensjahr nimmt es undramatisch um rund ein Prozent jährlich ab. Dieses Testosterondefizit kann jedoch im Laufe der Lebensjahrzehnte zu einer negativen Beeinflussung verschiedener Organsysteme führen. Dazu zählen die Abnahme kognitiver Funktionen, der roten Blutkörperchen und der Muskelkraft. Aber auch Osteoporose, reduzierte Immunkräfte, Haarausfall und trockene Haut sind Erscheinungsformen des sich reduzierenden Testosterons.[88]

Mehr Vitamin K_2, mehr Testosteron

Im Tierversuch konnten japanische Wissenschaftler der Universität Tohoku die Stimulierung der Produktion von Testosteron in den Hoden durch MK-4 nachweisen. Ausgehend von der Tatsache, dass Vitamin K_2 verschiedene Gla-Proteine aktiviert, erhielten Wistar-Ratten auf jedes Kilogramm Futter 75 Milligramm MK-4. Nach einem Zeitraum von fünf Wochen war der Testosteronspiegel sowohl im Blutplasma als auch in den Hoden deutlich gestiegen.[89]

Dieselbe Studie testete auch in vitro (in der Petrischale) den Effekt von MK-4 auf Tumorzellen aus den Hoden.[90] Man fand heraus: Je mehr MK-4 zu den Zellen gegeben wurde, desto mehr Testosteron wurde produziert. Die Schlussfolgerung der Forscher lautete: Die Gabe von MK-4 kann möglicherweise die Verminderung der Testosteronproduktion beim alternden Mann umkehren.

Wer seine Herz- und Knochengesundheit mit der Einnahme von MK-4 stärkt, kann damit gleichzeitig ein Testosterondefizit abbauen.

Das *Polyzystische Ovarialsyndrom* (PCOS) charakterisiert neben Zyklusstörungen auch ein erhöhter männlicher Hormonspiegel im Blut sowie eine Erhöhung des Hirnanhangsdrüsenhormons LH. Für Frauen mit Kinderwunsch ist PCOS ein ernst zu nehmendes Problem.[91]

K_2 reguliert die Hormone

Iranische Wissenschaftler untersuchten an 60 Probandinnen zwischen 18 und 40 Jahren deren Reaktionen auf die Gabe einer Kombination der Vitamine D und K_2 mit Kalzium. Diejenigen, die täglich 10 Mikrogramm Vitamin D, 90 Mikrogramm Vitamin K_2 und 500 Milligramm Kalzium erhielten, wiesen nach acht Wochen unter anderem deutlich reduzierte Werte von Testosteron und des Hormons LH, das die Sekretion von Testosteron stimuliert, auf.[92]

Hier bahnt sich die Entwicklung eines neuen Therapiekonzeptes bei PCOS an.

Anti-Tumor-Effekt

Für fast alle Krebsarten steigt das Erkrankungsrisiko mit zunehmendem Alter an.[93] Zahlreiche internationale Studien konnten bis heute zeigen, dass Vitamin K_2 einen wichtigen Beitrag im Kampf gegen verschiedene Krebserkrankungen leisten kann, so zum Beispiel bei Leukämie, Lungenkrebs, Eierstockkrebs, Prostatakarzinom oder Leberzellkrebs.[94] Obwohl die Wirkweise dieses Anti-Krebs-Effekts noch nicht völlig geklärt ist, vermutet man, dass Vitamin K_2 die Apoptose – den kontrollierten Zelltod – der Krebszellen einleitet, und setzt große Hoffnungen darauf.[95]

Wissenschaftlich bewiesen: die krebshemmende Wirkung

Eine randomisierte, kontrollierte Untersuchung (eine Form der Erhebung, die in der medizinischen Forschung als Goldstandard gilt), die 2004 in Japan durchgeführt wurde, kam zu dem positiven Ergebnis, dass bereits die tägliche Aufnahme von 45 Milligramm Vitamin K_2 das Risiko, an einem Leberkarzinom zu erkranken, um 20 Prozent senkt.[96] Die Menge von umgerechnet 45 000 Mikrogramm MK-4 kann nicht über die Nahrung aufgenommen werden, das wären beispielsweise immerhin etwa 214 Kilogramm Butter (siehe Tabelle Seite 76), sondern muss über hochdosierte Nahrungsergänzungsmittel verabreicht werden.

Das Studienzentrum EPIC-Heidelberg konnte 2004 Erfolge in der Krebsbekämpfung mittels Gabe von 45 Mikrogramm MK-4 aufzeigen. Bei männlichen Probanden, die täglich mindestens 45 Mikrogramm MK-4 erhielten, reduzierte sich das Risiko, an Prostatakrebs und Lungenkrebs zu erkranken, um rund 66 Prozent im Vergleich zu Probanden, die weniger als 26 Mikrogramm MK-4 pro Tag zu sich nahmen.[97]

Mit jährlich rund 70 000 Neuerkrankungen ist *Brustkrebs* die mit Abstand häufigste Krebserkrankung bei Frauen in Deutschland. Bis zum Jahr 2020 prognostiziert das Zentrum für Krebsregisterdaten im Robert-Koch-Institut die Neuerkrankung an Brustkrebs von rund 77 600 Frauen.

Hohes Potenzial gegen den Krebs

2014 stellten Forscher der Universität Limerick die Hypothese auf, dass MK-4 ein wirksames Mittel geben verschiedene Brustkrebsarten sein könnte.[98] Man beobachtete über 48 Stunden das Wachstum von Krebszellen in einer Vitamin-K_2-Lösung. Als Ergebnis konnte man festhalten: MK-4 hemmt signifikant die Adhäsion der Zellen, was ein Marker für die Aggressivität des Krebses ist, und auch deren Vermehrung.

Gegen Insulinresistenz und Diabetes Typ 2

Schon seit einigen Jahren ist bekannt, dass Knochengewebe ein endokrines, also Hormon abgebendes Organ ist.[99] Die Gesamt-Osteocalcin-Menge im Blut verweist auf die Menge synthetisierten Proteins im Knochen. Der Anteil des Osteocalcins hängt wiederum von der Verfügbarkeit von Vitamin K_2 ab, das zu dessen Aktivierung notwendig ist. Die Ergebnisse aus Tierversuchen bringen Osteocalcin in einen positiven Zusammenhang mit einer Insulinunempfindlichkeit. An Labormäusen konnte man zeigen, dass Osteocalcin die Insulinempfindlichkeit beeinträchtigt[100] und spekuliert nun darüber, ob sich diese Erkenntnisse auch auf den Mensch anwenden lassen.

Eine hohe Menge von untercarboxyliertem (nichtaktiviertem) Osteocalcin spiegelt einen niedrigen Vitamin-K-Status wieder. In-vitro-Experimente und Tierstudien lassen darauf schließen, dass diese hohe Menge mit einer reduzierten Insulinresistenz, eines verminderten Ansprechens der Körperzellen auf Insulin also, verbunden ist.[101] Insulin, das in der Bauchspeicheldrüse entsteht, ist unter anderem für die Blutzuckerregulation verantwortlich und versorgt die Gewebe mit dem Nährstoff Glucose. Ist die Insulinwirkung gestört, spricht man von Insulinresistenz. Man nimmt an, dass rund 50 Prozent der jährlichen Herzinfarkte bei Diabetikern zu Lasten dieser Insulinresistenz gehen.[102] Dieser direkte Effekt wird darüber hinaus mit weiteren krankheitsrelevanten Herz-Kreislauf-Risiken verknüpft wie beispielsweise einer Fettstoffwechselstörung, Übergewicht, Bluthochdruck oder sogar einer Kombination dieser Faktoren zum Insulin-Resistenz-Syndrom. Insulinresistenz ist also nicht nur an der Entwicklung der Diabetes Typ 2, dem »Wohlstandszucker« beteiligt, sondern auch mit Risikofaktoren verbunden, die zu Herzerkrankungen führen. Auch wenn die Verbesserung der Insulinwirkung bei Menschen mithilfe von Vitamin K_2 noch nicht sicher belegt ist, zeigen sich doch erwartungsvolle Ansätze in der Behandlung und Vorbeugung.

Schlussgedanke

Als »Koagulations-Vitamin« nahm die Wissenschaft Vitamin K über 50 Jahre einzig mit Blick auf Aufrechterhaltung oder Verbesserung der Blutgerinnung wahr. Mittlerweile wird die aktivierende Bedeutung des natürlich vorkommenden und noch relativ unbekannten Vitamins K_2, Menachinon, besser verstanden. Die ergiebigste Vitamin-K_2-Quelle ist Nattō, danach folgen Biofleisch, Käse und fermentierte Lebensmittel wie zum Beispiel Sauerkraut.

Die K_2-Menaquinone unterscheiden sich durch die Länge ihrer Molekül-Seitenkette – das Vitamin K_2 MK-7 gilt als die gesundheitlich beste Form von Vitamin K_2, weil es bereits in kleinsten Mengen wirksam ist und über 72 Stunden im Blut verfügbar bleibt.

In seinem insgesamt sehr breiten Wirkspektrum, ist der Haupteffekt von K_2 die ordnungsgemäße Kalziumverteilung im Körper: Es lenkt Kalzium zu den richtigen Orten – rein in die Knochen, raus aus den Arterien. Daher sollten Sie Vitamin-D-Präparate idealerweise immer mit Vitamin K_2 kombinieren.

Vitamin-K_2-Mangel ist häufig anzutreffen. Er erhöht das Risiko von Herzinfarkt und Osteoporose und wird außerdem mit einer verkürzten Lebenszeit in Verbindung gebracht. Also: Warum nicht mehr K_2 genießen? Es muss ja nicht gleich Gänseleberpastete sein, mit einer Hundert-Gramm-Portion vollmundigen Bries haben Sie den kompletten Tagesbedarf bereits fast gedeckt!

Anhang

Lebensmitteltabellen zu Vitamin K_2

Vitamin K_2 MK-4 / MK-7 aus Fleisch

Lebensmittel	Vitamin K_2 total µg/100 g µg/100 ml	Anteil MK-4 µg/100 g µg/100 ml	Anteil MK-7 µg/100 g µg/100 ml	Weitere MK µg/100 g µg/100 ml
Fleisch				
Entenbrust[103]	3,6	3,6	n.g.	
Entenfett, Freilandhaltung [104]	117,8	117,8		
Hähnchenbrust[105]	8,9	8,9	0	
Hühnerfleisch, Schenkel und Bein[106]	60	60	0	
Rinderhackfleisch, gegrillt[107]	7,2	7,2	n.g.	
Rinderkamm / -hals, roh[108]	15	15	0	
Schweinefilet[109]	72,2	3,7	0	MK-11= 67,5
Schweinskotelett, mit Knochen[110]	74,8	10,1	0	MK-10= 26.6 MK-11= 34

Lebensmittel	Vitamin K_2 total µg/100 g µg/100 ml	Anteil MK-4 µg/100 g µg/100 ml	Anteil MK-7 µg/100 g µg/100 ml	Weitere MK µg/100 g µg/100 ml
Schweinskotelett, ohne Knochen[111]	68,8	5,3	0	MK-10= 9,2 MK-11= 51,7
Schweinerippchen, mit Knochen[112]	104,8	9,7	0	MK-10= 12 MK-11= 79,5
Innereien				
Gänseleberpastete[113]	369	369	0	
Hühnerleber[114]	4	4	0	
Rinderherz[115]	2,8	2	0	
Rinderleber[116]	106	1	18	MK-12= 22 MK-13= 34
Rinderniere[117]	5,5	2	0,2	MK-12= 1 MK-13= 2
Schweineleber[118]	6,6	1,1	1,6	MK-8= 2,5
Wurstwaren				
Fleischwürstchen[119]	9,8	9,8	n.g.	
Frühstücksspeck[120]	5,6	5,6	n.g.	
Krakauer, gebraten[121]	475,1	23,7	0	MK-11= 20,4
Salami[122]	9	9	0	

Vitamin K_2 MK-4 / MK-7 aus Süß- und Salzwasserfischen

Darüber hinaus muss niemand auf seine Fischmahlzeit mit *Fisch* – allerdings aus Wildfang – verzichten, denn die Regenbogenforelle zum Beispiel enthält pro 100 Gramm 31 Mikrogramm MK-4, der Ostseehering 2,07. Ein Anteil von 4,9 Mikrogramm MK-7 findet sich im Zander.

Vitamin K_2 MK-4 / MK-7 aus Eiern

Lebensmittel	Vitamin K_2 total µg/100 g µg/100 ml	Anteil MK-4 µg/100 g µg/100 ml	Anteil MK-7 µg/100 g µg/100 ml	Weitere MK µg/100 g µg/100 ml
Hühnereigelb, roh, Bodenhaltung[123]	64	64	0	
Hühnereigelb, roh, Grasfütterung[124]	37,5	35,2	0	MK-5= 1,6
Hühnereiweiß, roh, frisch[125]	15,5	15,5	n.g.	
Hühnerei, komplett, gebraten[126]	9	9		

Beim Hühnerei ist es wie bei den anderen Lebensmitteln, die vom Tier stammen: Es enthält beträchtliche Mengen MK-4; MK-7 ist hingegen entweder nicht vorhanden oder wurde von den Wissenschaftlern nicht gemessen. Eigelb enthält durchschnittlich etwa doppelt so viel MK-4 wie Eiweiß.

Vitamin K_2 MK-4 / MK-7 aus Milchprodukten

Lebensmittel	Vitamin K_2 total µg/100 g µg/100 ml	Anteil MK-4 µg/100 g µg/100 ml	Anteil MK-7 µg/100 g µg/100 ml	Weitere MK µg/100 g µg/100 ml
Eiscreme, Vanille/ Schokolade[127]	2,6	2,6	n.g.	
Milch, 3,5 %[128]	2	2	0	
Milch, 1 %[129]	0,4	0,4	n.g.	
Schlagsahne, 30 %[130]	5,4	5,4	0	
Fette				
Butter[131]	21	21	0	
Ghee, Bio, von Weide- kühen[132]	35,8	35,8	0	

Der Mensch kann lediglich sehr begrenzt Vitamin K_1 aus grünem Gemüse in Vitamin K_2 umwandeln. Nutztiere wie Kühe können das sehr viel besser. Diese Fähigkeit der Kühe machte sich der Mensch zunutze und integrierte tierische Milchprodukte in seine Nahrung. Wird die Milch mithilfe von Bakterien zu Käse oder Joghurt weiterverarbeitet beziehungsweise fermentiert, steigt die K_2-Konzentration im Vergleich zum Ausgangsprodukt sogar noch an.

Vitamin K_2 MK-4 / MK-7 in fermentierten Lebensmitteln

Lebensmittel	Vitamin K_2 total µg/100 g µg/100 ml	Anteil MK-4 µg/100 g µg/100 ml	Anteil MK-7 µg/100 g µg/100 ml	Weitere MK µg/100 g µg/100 ml
Pflanzlich				
Nattō [133]	941	2	939	
Sauerkraut[134]	4,8	0,4	0,2	MK-6= 1,5
Weißkohl, roh[135]	1	1		
Milchprodukte				
Buttermilch[136]	2,5	0,2	0,1	MK-9= 1,4
Dickmilch[137]	8,2	0,6	0,4	MK-8= 2 MK-9= 4,7
Joghurt, 3,5%, natur[138]	1,1	1	0,1	
Käse				
Appenzeller[139]	5,8	4,8		
Blauschimmelkäse[140]	36,4	n.g.	6,2	MK-9= 19,3
Comté[141]	12,6	7	n.g.	MK-9= 5,6
Edamer[142]	47,5	3,3	1,3	MK-8= 10,5 MK-9= 30
Emmentaler[143]	35,2	8,4	n.g.	MK-9= 26,8
Gruyère[144]	8,9	8,9	n.g.	
Hartkäse[145]	76,3	4,7	1,3	MK-9= 51,1
Mozzarella[146]	3,6	3,6	n.g.	
Weichkäse[147]	38,3	n.g.	1	MK-9= 27,7
Weißkäse (Quark)[148]	24,8	0,4	0,3	MK-9= 18,7

Rezepte

Rezept für Ghee

Für ca. 350 g reines Butteröl

Zutaten:

500 g ungesalzene Butter aus Weidemilch

Zubereitung:

1. Butter in einem Topf bei milder Hitze schmelzen.
2. Ist sie geschmolzen und weißer Schaum aus Milchzucker und Milcheiweiß an der Oberfläche sichtbar, die Hitze auf die mittlere Stufe erhöhen.
3. Den Schaum vorsichtig abschöpfen, bis die Butter geklärt ist. Den Belag am Boden des Topfes nicht abkratzen.
4. Fertiges Ghee in Schraubgläser füllen.

Ghee ist im Kühlschrank etwa 15 Monate, bei Raumtemperatur etwa 9 Monate haltbar.

Rezept für Naturjoghurt

Für 6 Becher Joghurt à 150 g

Zutaten:

600 ml Milch
2 EL Naturjoghurt
1–2 EL Magermilchpulver (optional)
Küchenthermometer, 6 Joghurtgläser

Zubereitung:

1. Frische Milch bis kurz unter den Siedepunkt auf ca. 95 °C erhitzen und für 3 bis 5 Minuten auf dieser Temperatur halten. Die Milch darf nicht kochen. Danach auf 44 °C abkühlen lassen. H-Milch nur auf 44 °C erwärmen.
2. Den Naturjoghurt mit einem Schneebesen einrühren und wenn gewünscht das Magermilchpulver dazugeben.
3. Joghurtmischung in saubere Gläser füllen und verschließen.
4. Im Joghurtbereiter für 4 bis 8 Stunden auf einer Temperatur von ca. 45 °C stehen lassen. Danach die Gläser im Kühlschrank 12 bis 24 Stunden nachreifen lassen.
5. Für die Zubereitung ohne Joghurtgerät die Joghurtmischung in eine vorgewärmte Thermosflasche mit weitem Hals füllen. Über Nacht stehen lassen, dann den Joghurt auf saubere Gläser verteilen und im Kühlschrank nachreifen lassen.

Selbst gemachter Joghurt hält sich im Kühlschrank etwa 2 Wochen.

Rezept für Weißkäse

Für 150 g Weißkäse

Zutaten:

600 ml Frischmilch 3,5 %
150 ml Buttermilch
1 EL Zitronensaft (optional)
Küchenthermometer, Durchschlag, Schüssel, Küchenmusselin

Zubereitung:

1. Frische Milch bis kurz unter den Siedepunkt auf ca. 95 °C erhitzen, danach auf 21 °C abkühlen lassen.
2. Buttermilch kräftig einrühren und die Mischung langsam auf 77 °C erwärmen. Bei 49–60 °C gerinnt die Masse.
3. Alle 5 Minuten vorsichtig umrühren, ohne die Gallerte zu zerdrücken. Dieser Vorgang dauert so lange, bis sich Weißkäse und wässrige Molke im Topf klar getrennt haben, mit Zitronensaft wird der Vorgang beschleunigt.
4. Einen groben Durchschlag in eine Schüssel stellen und mit Küchenmusselin auslegen.
5. Den Weißkäsebruch in das Tuch hineinschöpfen. Weißkäsereste zusammen mit der Molke vorsichtig dazu gießen, aber nicht über den Bruch.
6. 2 Stunden abtropfen lassen, bis der Weißkäse fest ist. In eine gut verschließbare Schüssel füllen und kühl stellen.

Für sehr feinen Weißkäse die Masse zuvor noch durch ein Sieb passieren.

Rezept für Nattō

Für 1 kg fertige Nattō-Speise

Zutaten:

¼ TL Nattō-Starter
500 g ganze gelbe Bio-Sojabohnen

Schüssel, großer Kochtopf oder Schnellkochtopf, Glasschale oder Edelstahlbehälter, Löffel, 3–4 Glasbehälter, Küchenmusselin

Zubereitung:

1. Geben Sie die Bohnen in eine große Schüssel und bedecken Sie sie gut mit frischem kalten Wasser. Rühren Sie die Bohnen etwa 20 Sekunden lang um und gießen Sie das Wasser ab. Bohnen mit frischem Wasser knapp bedecken und mit den Händen sanft knetend umrühren, damit sich Schmutzpartikel und trockene Häutchen lösen und beim Garen im Schnellkochtopf keine Probleme durch Schaum und lose Hüllen entstehen. Noch einmal mit kaltem Wasser abspülen, abgießen.
2. Gewaschene Bohnen mit 3 Liter frischem Wasser bedecken und 12 Stunden über Nacht einweichen.
3. Gewaschene Bohnen abgießen und in einem großen Topf mit Wasser 9 Stunden kochen. Alternativ eine Tasse Wasser in einen Schnellkochtopf füllen, die Bohnen in den gelochten Einsatz geben, auf den Einsatzsteg stellen und für 45 Minuten garen.
4. Backofen auf 37 °C vorheizen. Gekochte Bohnen abgießen und wie die gedämpften Bohnen in eine sterile Glasschale oder in einen Edelstahlbehälter umfüllen und zu einer dünnen Schicht verstreichen. Nattō-Starter mit zwei Teelöffeln sterilem Wasser vermischen (Herstellerangaben beachten) und sofort auf die etwa 80 °C heißen Bohnen geben. Mit einem sterilisierten Löffel vorsichtig, aber gründlich vermischen, sodass alle Bohnen mit

Nattō-Starter bedeckt sind. Die Bohnen müssen heiß sein, damit der Hitzeschock die Bazillus-Sporen auskeimt und gleichzeitig eventuelle unerwünschte Bakterien abtötet. Bohnenmasse auf 3 bis 4 Glasbehälter, die später mit einem Deckel verschlossen werden können, verteilen. Bohnen, die daneben fallen, nicht wieder einfüllen. Die Behälter mit Küchenmusselin bedecken und mit den Deckeln verschließen. In den vorgeheizten Ofen stellen. Für ein relativ mildes Aroma mit mäßig entwickelten Fäden oder Fasern 6 bis 8 Stunden fermentieren lassen, für das traditionell strenge Aroma 12 bis 22 Stunden.

5. Am Ende der Fermentationszeit aus dem Ofen nehmen, abkühlen lassen und das Küchenmusselin abziehen.
6. Das fertige Nattō sollte mit sauberen Deckeln verschlossen im Kühlschrank lagern. Es kann auch eingefroren werden (verliert aber etwas an Aroma), dann sollte es im Kühlschrank aufgetaut und sofort verwendet werden.

Bereits am nächsten Morgen können Sie Ihre erste Portion selbst gemachtes Nattō genießen. Sein Aroma ist anfangs noch mild, wird aber mit der Zeit zunehmen. Im Kühlschrank hält es sich bis zu 6 Monaten.

Übersicht verwendeter Quellen

1 Dam, Henrik (1946): *The discovery of vitamin K, its biological functions and therapeutical application*, S. 8–24. Online verfügbar unter: http://www.nobelprize.org/nobel_prizes/medicine/laureates/1943/dam-lecture.pdf (Stand 06.02.2018).

2 ML Nobel Media AB (2014): *Edward A. Doisy – Facts*. Online verfügbar unter: http://www.nobelprize.org/nobel_prizes/medicine/laureates/1943/doisy-facts.html (Stand 06.02.2018).

3 Gröber, Uwe / Kisters, Klaus (2014): *Ein altes Vitamin in neuem Licht*, Deutsche Apotheker Zeitung 154 (21), S. 56–60. Online verfügbar unter: https://www.deutsche-apotheker-zeitung.de/daz-az/2014/daz-21-2014/ein-altes-vitamin-in-neuem-licht (Stand 06.02.2018).

4 Schurgers, Leon J. (2002): *Studies on the Role of Vitamin K_1 and K_2 in Bone Metabolism and Cardiovascular Diseases*. Online verfügbar unter: https://cris.maastrichtuniversity.nl/portal/en/publications/studies-on-the-role-of-vitamin-k1-and-k2-in-bone-metabolism-and-cardiovascular-disease--structural-differences-determine-different-metabolic-pathways(c1210808-c49e-4c65-ac8d-23a893ce4ce8).html (Stand 06.02.2018).

5 Bolton-Smith, C. et al. (2000): *Compilation of a provisional UK database for the phylloquinone (vitamin K_1) content of foods*. The British Journal of Nutrition (83), S. 389–399.

6 Gröber, Uwe / Kisters, Klaus (2014), a.a.O.

7 Elder, Sonya J. et al. (2006): *Vitamin K Contents of Meat, Dairy, and Fast Food in the U.S. Diet*. Journal of Agricultural and Food Chemistry 54, S. 463–467.

8 Zwakenberg, Sabine R. et al. (2017): *Vitamin K intake and all-cause and cause specific mortality. Clinical Nutrition 36(5)*, S. 1294-1300.

9 Beulens, Joline W. J. et al. (2013): *The role of menaquinones (vitamin K_2) in human health*. British Journal of Nutrition 110(8), S. 1357–1368.

10 Shearer, Martin J. / Newman, Paul (2014): *Recent trends in the metabolism and cell biology of vitamin K with special reference to vitamin K cycling and MK-4 biosynthesis*. Journal of Lipid Research 55, S. 345–362. Online verfügbar unter: https://www.ncbi.nlm.nih.gov/pmc/articles/PMC3934721/ (Stand 06.02.2018).

11 Shearer, Martin J. / Newman, Paul (2014): a. a. O.

12 Linus Pauling Institute (2017): *Vitamin K.* Online verfügbar unter: http://lpi.oregonstate.edu/mic/vitamins/vitamin-K (Stand 06.02.2018).

13 Schurgers, Leon J. et al. (2007): *Vitamin K–containing dietary supplements: comparison of synthetic vitamin K_1 and natto-derived menaquinone-7.* Blood 109, S. 3279–3283. Online verfügbar unter: http://www.bloodjournal.org/content/109/8/3279?sso-checked=true (Stand 06.02.2018).

14 Schurgers, Leon J. / Vermeer, Cees (2002): *Differential lipoprotein transport pathways of K-vitamins in healthy subjects.* Biochimica et Biophysica Acta 1570, S. 27–32. Online verfügbar unter: http://www.alohamedicinals.com/research/Differential-lipoprotein-transport-pathways-of-K-vitamins-in-healthy-subjects.pdf (Stand 06.02.2018).

15 Miehle, Wolfgang (Hrsg.) (2000): Rheumatologie in Praxis und Klinik, Stuttgart, S. 147.

16 Schmidbauer, Christina (Hrsg.) (2015): *Mikronährstoff-Coach.* Das große BIOGENA®-Kompendium der Mikronährstoffe, Wien, S. 543.

17 Shearer, Martin J. / Newman, Paul (2014): a.a.O.

18 Beulens, Joline W. J. et al. (2013): a.a.O.

19 Schmidbauer, Christina (Hrsg.) (2015): a.a.O., S. 543.

20 Viegas, Carla et al. (2008): *Gla-rich Protein (GRP). A New Vitamin-K-dependent Protein Identified from Sturgeon Cartilage and Highly Conserved in Vertebrates.* The Journal of Biological Chemistry 283(52), S. 36655–36664.

21 Jono, S. et al. (2004): *Matrix Gla protein is associated with coronary artery calcification as assessed by electron-beam computed tomography.* Thrombosis and Haemostasis 91(4), S. 790–794.

22 Schurgers, Leon J. et al. (2008): *Matrix Gla-protein: the calcification inhibitor in need of vitamin K.* Journal of Thrombosis and Haemostasis 100, S. 593–603. Online verfügbar unter: https://th.schattauer.de/en/contents/archive/issue/727/manuscript/10275.html (Stand 06.02.2018).

23 Lam, Jules Y. T. (2017): *Atherosklerose.* Online verfügbar unter: https://www.msdmanuals.com/de-de/profi/herz-kreislauf-krankheiten/arteriosklerose/atherosklerose (Stand 06.02.2018).

24 Vossen, L. M. et al. (2015): *Menaquinone-7 Supplementation to Reduce Vascular Calcification in Patients with Coronary Artery Disease: Rationale and Study Protocol (VitaK-CAC Trial).* Nutrients. 28;7(11), S. 8905–8915. Online verfügbar unter: https://www.ncbi.nlm.nih.gov/pmc/articles/PMC4663571/pdf/nutrients-07-05443.pdf (Stand 06.02.2018).

25 Walther, Barbara/ Chollet, Magali (2017): *Menaquinones, Bacteria, and Foods: Vitamin K_2 in the Diet.* In: Vitamin K_2 – Vital for Health and Wellbeing, Jan Oxholm Gordeladze (Hrsg.), o.O., S. 63–82. Online verfügbar unter: https://www.intechopen.com/books/vitamin-k2-vital-for-health-and-wellbeing/menaquinones-bacteria-and-foods-vitamin-k2-in-the-diet (Stand 06.02.2018).

26 Beulens, Joline W. J. et al. (2013): a.a.O.

27 USDA Food Composition Databases: *Vitamin K (phylloquinone)(µg) ; Menaquinone-4(µg)* Online verfügbar unter: https://ndb.nal.usda.gov/ndb/nutrients/report/nutrientsfrm?max=25&offset=0&totCount=0&nutrient1=430&nutrient2=428&nutrient3=&subset=0&sort=f&measureby=m (Stand 06.02.2018).

28 *The Ultimate Vitamin K_2 Resource*: https://chrismasterjohnphd.com/2016/12/09/the-ultimate-vitamin-k2-resource/?_sf_s=MK-4#-database (Stand 06.02.2018).

29 Baars, Ton (2015): *Weston A. Price, ein frueher epidemiologischer Forscher.* Journal Culinaire, Münster, S. 137–142.

30 Battcock, Mike / Azam-Ali, Sue (1998): *Fermented fruits and vegetables.* A global perspective. O.S. Online verfügbar unter: http://www.fao.org/docrep/x0560e/x0560e00.htm#con (Stand 06.02.2018).

31 Landesvereinigung der Bayerischen Milchwirtschaft e.V. o.J.: *Milch und Milchprodukte*, S.1–48. Online verfügbar unter: http://www.milchland-bayern.de/fileadmin/user_upload/Mega_Menu/Milch_Fragen_Fakten_Irrtuemer_fWeb_2015.pdf (Stand 06.02.2018).

32 Deutsche Gesellschaft für Ernährung (2017): *5 am Tag.* Online verfügbar unter: https://www.dge.de/ernaehrungspraxis/vollwertige-ernaehrung/5-am-tag/ (Stand 06.02.2018).

33 Gotthelf, Jeremias (1839): *Der Bauernspiegel.* Burgdorf, S. 294. Online verfügbar unter: https://books.google.de/books/about/Der_bauern_spiegel.html?id=6OVEAQAAIAAJ&printsec=frontcover&source=kp_read_button&redir_esc=y#v=snippet&q=Zuckerbrod&f=false (Stand 06.02.2018).

34 Weyrauch, Susanne (2016): *Silage – das Unfutter.* Online verfügbar unter: https://www.dr-susanne-weyrauch.de/gesundheit/futtermittel/silage-das-unfutter (Stand 06.02.2018).

35 Ab nach draußen! ÖKO-TEST April 2015. Online verfügbar unter: http://www.oekotest.de/cgi/index.cgi?artnr=105870&bernr=04 (Stand 06.02.2018).

36 Indyk, Harvey E. / Woollard, David C. (1997): *Vitamin K in Milk and Infant Formulas: Determination and Distribution of Phylloquinone and Menaquinone-4.* The Analyst 122(5), S. 465–469.

37 Elder, Sonya J. et al. (2006): a.a.O.

38 Knüsel, Jan (2015): *Natto für Ausländer.* Online verfügbar unter: https://asienspiegel.ch/2015/02/natto-fur-auslander/ (Stand 06.02.2018).

39 Shurtleff, William / Aoyagi, Akiko (Hrsg.) (2012): *A History of Natto and Its Relatives.* Lafayette, S. 24. Online verfügbar unter: http://www.soyinfocenter.com/pdf/151/Natt.pdf (Stand 06.02.2018).

40 Shurtleff, William/ Aoyagi, Akiko (Hrsg.) (2012): a.a.O.

41 Basic Report 16113 (2017): *Natto.* National Nutrient Database for Standard Reference Release 28 slightly revised May, 2016. Online verfügbar unter: https://ndb.nal.usda.gov/ndb/foods/show/4850?manu=&fgcd=&ds= (Stand 06.02.2018).

42 Schiffman, Richard (2016): *Are You Ready to Eat Your Natto?* The New York Times 2. August 2016. Online verfügbar unter: https://well.blogs.nytimes.com/2016/08/02/are-you-ready-to-eat-your-natto/?_r=2 (Stand 06.02.2018).

43 Schurgers, Leon J. / Vermeer, Cees (2000): *Determination of Phylloquinone and Menaquinones in Food.* Haemostasis (30), S. 298–307.

44 Katsuyama, Hironobu et al. (2002): *Usual Dietary Intake of Fermented Soybeans (Natto) Is Associated with Bone Mineral Density in Premenopausal Women.* Journal of Nutritional Science and Vitaminology 48(3), S.207–215. Online verfügbar unter: https://www.jstage.jst.go.jp/article/jnsv1973/48/3/48_3_207/_pdf (Stand 06.02.2018).

45 Weng, Yunqi et al. (2017): *Nattokinase: An Oral Antithrombotic Agent for the Prevention of Cardiovascular Disease.* International Journal of Molecular Sciences 18(3), S. 1–13. Online verfügbar unter: https://www.ncbi.nlm.nih.gov/pmc/articles/PMC5372539/pdf/ijms-18-00523.pdf (Stand 06.02.2018).

46 Lee, Bao-Hong et al. (2015): *Antioxidation, angiotensin converting enzyme inhibition activity, nattokinase, and antihypertension of Bacillus subtilis (natto)-fermented pigeon pea.* Journal of Food and Drug Analysis 23 (4), S. 750-757. Online verfügbar unter: http://www.jfda-online.com/article/S1021-9498(15)00092-7/pdf (Stand 06.02.2018).

47 Kurosawa, Yuko et al. (2015): *A single-dose of oral nattokinase potentiates thrombolysis and anti-coagulation profiles.* Scientific Reports 5, S. 1–7. Online verfügbar unter: https://www.nature.com/articles/srep11601 (Stand 06.02.2018).

48 von Grebmer, K. et al. (2014): *2014 Global Hunger Index: The Challenge of Hidden Hunger.* Bonn. Online verfügbar unter: http://ebrary.ifpri.org/utils/getfile/collection/p15738coll2/id/128360/filename/128571.pdf (Stand 06.02.2018).

49 Biesalski, Hans Konrad (2013): *Der verborgene Hunger: Satt sein ist nicht genug.* Berlin, S. 24.

50 Schoon, E. J. et al. (2001): *Low serum and bone vitamin K status in patients with longstanding Crohn's disease: another pathogenetic factor of osteoporosis in Crohn's disease?* Gut 48, S. 473–477. Online verfügbar unter: https://www.ncbi.nlm.nih.gov/pmc/articles/PMC1728221/pdf/v048p00473.pdf (Stand 06.02.2018).

51 Biesalski, Hans Konrad (Hrsg.) et al. (2010): *Ernährungsmedizin: Nach dem Curriculum Ernährungsmedizin der Bundesärztekammer und der DGE*, Stuttgart, S. 257.

52 Beulens, Joline W. J. et al. (2013): a.a.O.

53 Schmidbauer, Christina (Hrsg.) (2015): a.a.O., S. 542.

54 Beulens, Joline W. J. et al. (2013): a.a.O.

55 Cundiff, David K./ Agutter, Paul S. (2016): *Cardiovascular Disease Death Before Age 65 in 168 Countries Correlated Statistically with Biometrics, Socioeconomic Status, Tobacco, Gender, Exercise, Macronutrients, and Vitamin K. Cureus 8(8)*, S. 1–25. Online verfügbar unter: https://www.ncbi.nlm.nih.gov/pmc/articles/PMC5036986/ (Stand 06.02.2018).

56 Knapen, Marjo et al. (2013): *Three-year low-dose menaquinone-7 supplementation helps decrease bone loss in healthy postmenopausal women.* Osteoporosis International 24(9), S. 2499–2507.

57 Gröber Uwe /Kister, Klaus (2014): a.a.O.

58 Inaba, Naoko et al. (2015): *Low-Dose Daily Intake of Vitamin K-2 (Menaquinone-7) Improves Osteocalcin gamma-Carboxylation: A Double-Blind, Randomized Controlled Trials.* Journal of Nutritional Science and Vitaminology 61(6), S. 471–480.

59 Rheaume-Bleue, Kate (Interviewte) / McGruther, Jenny (Interviewer) (2016): *Vitamin K_2 A Reader Question & Answer from Nourished Kitchen.* Online verfügbar unter: http://nourishedkitchen.com/reader-questions-on-vitamin-k2-and-an-interview-with-dr-kate-rheaume-bleue/ (Stand 06.02.2018).

60 International Health and Science Foundation (2014): *Vitamin K_2 in food.* Online verfügbar unter: http://vitamink2.org/wp-content/uploads/2014/08/K2-in-food.jpg (Stand 06.02.2018).

61 Schmidbauer, Christina (Hrsg.) (2015): a.a.O., S. 545.

62 International Health and Science Foundation (2014): *Frequently Asked Questions.* Online verfügbar unter: http://vitamink2.org/newsroom/faq/ (Stand 06.02.2018).

63 Edwards, S. L. (2005): *Maintaining calcium balance: physiology and implications.* Nursing Times 101(19), S. 58–61.

64 Heaney, Robert P. (2008): *Vitamin D and calcium interactions: functional outcomes. The American Journal of Clinical Nutrition.* 88(suppl.), S. 541–544. Online verfügbar unter: http://ajcn.nutrition.org/content/88/2/541S.full.pdf+html (Stand 06.02.2018).

65 Bolland, Mark J. et al. (2011): *Calcium supplements with or without vitamin D and risk of cardiovascular events: reanalysis of the Women's Health Initiative limited access dataset and meta-analysis.* BMJ (online) 242, S. 1–9. Online verfügbar unter: https://www.ncbi.nlm.nih.gov/pubmed/21505219 (Stand 06.02.2018).

66 Braam Lavienja et al. (2004): *Beneficial effects of vitamins D and K on the elastic properties of the vessel wall in postmenopausal women: A follow-up study.* Thrombosis and Haemostasis 91(2), o.O., S. 373–380.

67 Panel on Micronutrients et al. (2001): *Dietary Reference Intakes for Vitamin A, Vitamin K, Arsenic, Boron, Chromium, Copper, Iodine, Iron, Manganese, Molybdenum, Nickel, Silicon, Vanadium, and Zinc.* Washington, S. 162–196. Online verfügbar unter: https://www.nap.edu/read/10026/chapter/7#187 (Stand 06.02.2018).

68 Vermeer, Cees (2012): *Vitamin K: the effect on health beyond coagulation – an overview.* Food & Nutrition Research 56 (1), S. 1–6. Online verfügbar unter: http://www.tandfonline.com/doi/pdf/10.3402/fnr.v56i0.5329?needAccess=true (Stand 06.02.2018).

69 Schurgers, Leon J. et al. (2007): a.a.O.

70 *Kennzeichnung von Nahrungsergänzungsmitteln* (2016). Online verfügbar unter: https://projekte.meine-verbraucherzentrale.de/kennzeichnung-von-nahrungsergaenzungsmitteln-ganem (Stand 06.02.2018).

71 Deutsche Gesellschaft für Angiologie – Gesellschaft für Gefäßmedizin (Hrsg.) (2008): *Gesundes Leben – Gesunde Arterien*, S. 1–24. Online verfügbar unter: http://www.dga-gefaessmedizin.de/fileadmin/content/PDFs/Ratgeber.arterien.download.pdf (Stand 06.02.2018).

72 Geleijnse, Johanna M. et al. (2004): *Dietary Intake of Menaquinone Is Associated with a Reduced Risk of Coronary Heart Disease*: The Rotterdam Study. The Journal of Nutrition 134(11), S. 3100–3105. Online verfügbar unter: http://jn.nutrition.org/content/134/11/3100.long (Stand 06.02.2018).

73 Knapen, Marjo H. J. et al (2015): *Menaquinone-7 supplementation improves arterial stiffness in healthy postmenopausal women: double-blind randomised clinical trial. Thrombosis and Haemostasis. Published online ahead of print,* S. 1–11. Online verfügbar unter:

http://www.solgar.co.il/media/16835/vit-k2-arterial-stiffness-thromb-haemost-feb-15.pdf (Stand 06.02.2018).

74 van Summeren, Marieke J. H. et al. (2009): *The effect of menaquinone-7 (vitamin K_2) supplementation on osteocalcin carboxylation in healthy prepubertal children.* British Journal of Nutrition, 102, S. 1171–1178. Online verfügbar unter: https://www.cambridge.org/core/journals/british-journal-of-nutrition/article/the-effect-of-menaquinone-7-vitamin-k2-supplementation-on-osteocalcin-carboxylation-in-healthy-prepubertal-children/1819D1C95F6EE0E5F02E919EA7C1B1CF (Stand 06.02.2018).

75 Gülzow, Hans-Jürgen (2015): *Zähne*, S. 1–36. Online verfügbar unter: https://www.tk.de/centaurus/servlet/contentblob/48664/Datei/476/TK-Broschuere-Die-Zaehne.pdf (Stand 06.02.2018).

76 Southward, Ken (2015): *A Hypothetical Role for Vitamin K_2 in the Endocrine and Exocrine Aspects of Dental Caries.* Medical Hypotheses 10(3), S. 276–280. Online verfügbar unter: http://www.medical-hypotheses.com/article/S0306-9877(15)00032-8/fulltext (Stand 06.02.2018).

77 Price, Weston A. (1939): *Nutrition and Physical Degeneration: A Comparison of Primitive and Modern Diets and Their Effects.* New York. Online verfügbar unter: http://gutenberg.net.au/ebooks02/0200251h.html (Stand 06.02.2018).

78 Southward, Ken (2015): a.a.O, S. 279.

79 Cranenburg, Ellen C. M., et al. (2008): *Vitamin K: The coagulation vitamin that became omnipotent.* Thrombosis and Haemostasis 98(1), S. 120–125. Online verfügbar unter: https://th.schattauer.de/en/contents/archive/issue/738/manuscript/7611.html (Stand 06.02.2018).

80 Fernández-Fernández, Laura, et al. (2008): *Growth arrest-specific gene 6 (GAS6).* Thrombosis and Haemostasis 100, S. 604–610. Online verfügbar unter: https://th.schattauer.de/en/contents/archive/issue/727/manuscript/10290.html (Stand 06.02.2018).

81 Ferland, Guylaine (2012): *Vitamin K, an emerging nutrient in brain function. BioFactors.* Special Issue: Biofactors and Cognitive Function 38 (2), S. 151–157. Online verfügbar unter: http://www.krigolsonteaching.com/uploads/4/3/8/4/43848243/ferland_2012.pdf (Stand 06.02.2018).

82 Booth, Sarah L. et al. (2012): *The role of osteocalcin in human glucose metabolism: marker or mediator?* Nature Reviews Endocrinology 9(1), S. 1–13.

83 Hadji, Peyman et al. (2013): *The Epidemiology of Osteoporosis—Bone Evaluation Study (BEST).* Deutsches Ärzteblatt International 110(4), S. 52–57. Online verfügbar unter: https://www.aerzteblatt.de/pdf/DI/110/4/m52.pdf (Stand 06.02.2018).

84 Cummings, S. R. et al. (1993): *Study for Osteoporotic Fractures Research Group. Bone density at various sites for prediction of hip fractures.* The Lancet 341(8837), S. 72–75.

85 van Summeren, Marieke J. H. et al. (2009): *The effect of menaquinone-7 (vitamin K_2) supplementation on osteocalcin carboxylation in healthy prepubertal children.* British Journal of Nutrition 102, S. 1171–1178.

86 Theuwissen, E. et al. (2014): *Vitamin K status in healthy volunteers.* Food & function 5(2), S. 229–234.

87 Bundesministerium für Ernährung und Landwirtschaft, o.O., o. J.: *Schulmilchprogramm vom Kindergarten bis zum Abitur.* Online verfügbar unter: http://www.bmel.de/DE/Ernaehrung/GesundeErnaehrung/KitaSchule/_Texte/DossierKitaUndSchule.html?nn=391874&notFirst=true&docId=378708 (Stand 06.02.2018).

88 Sigg, Christian (2000): *Der alternde Mann.* Schweizerische Gesellschaft für Andrologie. Online verfügbar unter: http://www.andrologie.ch/Andro_AltMann.htm (Stand 06.02.2018).

89 Ito, Asagi et al. (2011): *Menaquinone-4 enhances testosterone production in rats and testis-derived tumor cells.* Lipids in Health and Disease 10(158), S. 1–9. Online verfügbar unter: https://lipidworld.biomedcentral.com/articles/10.1186/1476-511X-10-158 (Stand 06.02.2018).

90 Ito, Asagi et al. (2011): a.a.O, S. 5.

91 Balen, Adam H. (2000): *Surgical management of polycystic ovary syndrome: pros and cons.* The Obstetrician & Gynaecologist 2(3), S. 1744–4667. Online verfügbar unter: http://onlinelibrary.wiley.com/doi/10.1576/toag.2000.2.3.17/epdf (Stand 06.02.2018).

92 Razavi, M. et al. (2016): *The Effects of Vitamin D-K-Calcium Co-Supplementation on Endocrine, Inflammation, and Oxidative Stress Biomarkers in Vitamin D-Deficient Women with Polycystic Ovary Syndrome.* Hormone and Metabolic Research 48(7), S. 446–451. Abstract online verfügbar unter: https://www.thieme-connect.com/DOI/DOI?10.1055/s-0042-104060 (Stand 06.02.2018).

93 Zentrum für Krebsregisterdaten im Robert Koch-Institut (Hrsg.) (2016): *Epidemiologie von Krebserkrankungen. Bericht zum Krebsgeschehen in Deutschland.* Berlin, S. 16–77. Online verfügbar unter: http://www.krebsdaten.de/Krebs/DE/Content/Publikationen/Krebsgeschehen/Epidemiologie/Kapitel2_Epidemiologie.pdf?__blob=publicationFile (Stand 06.02.2018).

94 Duan, Fengsen et al. (2016): *Vitamin K_2 Induces Mitochondria-Related Apoptosis in Human Bladder Cancer Cells via ROS and JNK/p38 MAPK Signal Pathways.* PLoS ONE 11(8), S. 1–20. Online verfügbar unter:

https://www.ncbi.nlm.nih.gov/pmc/articles/PMC5003392/ (Stand 06.02.2018).

95 Shearer, Martin J. / Newman, Paul (2014): a.a.O.

96 Habu, Daiki et al. (2004): *Role of Vitamin K_2 in the Development of Hepatocellular Carcinoma in Women With Viral Cirrhosis of the Liver.* JAMA 292(3), S. 358–361. Online verfügbar unter: http://jamanetwork.com/journals/jama/fullarticle/199121 (Stand 06.02.2018).

97 Nimptsch, Katharina et al. (2010): *Dietary vitamin K intake in relation to cancer incidence and mortality: results from the Heidelberg cohort of the European Prospective Investigation into Cancer and Nutrition (EPIC-Heidelberg).* The American Journal of Clinical Nutrition (91), S. 1348–1358. Online verfügbar unter: http://ajcn.nutrition.org/content/91/5/1348.full.pdf+html (Stand 06.02.2018).

98 Kiely, Maeve et al. (2015): *Real Time Cell Analysis of the inhibitory effect of Vitamin K_2 on adhesion and proliferation of breast cancer cells.* Nutrition research 35(8), S. 2–9.

99 Suksomboon, Naeti et al. (2017): *Effect of vitamin K supplementation on insulin sensitivity: a meta-analysis.* Diabetes, Metabolic Syndrome and Obesity: Targets and Therapy 10, S. 169–177. Online verfügbar unter: https://www.ncbi.nlm.nih.gov/pmc/articles/PMC5422317/pdf/dmso-10-169.pdf (Stand 06.02.2018).

100 Booth, Sarah L. et al. (2012): a.a.O.

101 Shea, M. Kyla et al. (2009): *Gamma-Carboxylation of osteocalcin and insulin resistance in older men and women.* The American Journal of Clinical Nutrition 90(5), S. 1230–1235. Online verfügbar unter: http://ajcn.nutrition.org/content/90/5/1230.full.pdf+html (Stand 06.02.2018).

102 Strutton, David R. et al. (2001): *Estimated Coronary Heart Disease Attributable to Insulin Resistance in Populations With and Without Type 2 Diabetes Mellitus.* The American journal of managed care 7(8), S.764–773. Online verfügbar unter: http://www.ajmc.com/journals/issue/2001/2001-08-vol7-n8/Aug01-331p765-773/ (Stand 06.02.2018).

103 Schurgers, Leon J. / Vermeer, Cees (2000): a.a.O.

104 van't Hoofd, Cynthia (2014): a.a.O.

105 Schurgers, Leon J. / Vermeer, Cees (2000): a.a.O.

106 Koivu-Tikkanen, Terhi J. et al. (2001): *Determination of Phylloquinone and Menaquinones in Animal Products with Fluorescence Detection after Postcolumn Reduction with Metallic Zinc.* Journal of Agricultural and Food Chemistry 48(12), S. 6325–6331.

107 Elder, Sonya J. et al. (2006): a.a.O.

108 Kamao, M. et al. (2007): *Vitamin Content Foods and Dietary Vitamin K Intake in Japanese Young Women.* Journal of Nutritional Science and Vitaminology 53(6), S. 464–470. Online verfügbar unter: https://www.jstage.jst.go.jp/article/jnsv/53/6/53_6_464/_pdf (Stand 06.02.2018).

109 Sonya, J. Elder et al. (2006): a.a.O.

110 Fu, Xueyan et al. (2016): *Measurement of Multiple Vitamin K Forms in Processed and Fresh-Cut Pork Products in the U.S. Food Supply.* Journal of Agricultural and Food Chemistry 64(22), S. 4531–4535.

111 Fu, Xueyan et al. (2016): a.a.O.

112 Fu, Xueyan et al. (2016): a.a.O.

113 Schurgers, Leon J. / Vermeer, Cees (2000): a.a.O.

114 Hirauchi, K. et al. (1989): *Measurement of K vitamins in animal tissues by high-performance liquid chromatography with fluorimetric detection.* Journal of Chromatography. 29(497), S. 131–137.

115 Hirauchi, K. et al. (1989): a.a.O.

116 Hirauchi, K. et al. (1989): a.a.O.

117 Hirauchi, K. et al. (1989): a.a.O.

118 Koivu-Tikkanen, Terhi J. et al. (2001): a.a.O.

119 Elder, Sonya J. et al. (2006): a.a.O.

120 Elder, Sonya J. et al. (2006): a.a.O.

121 Fu, Xueyan et al. (2016): a.a.O.

122 Schurgers, Leon J. / Vermeer, Cees (2000): a.a.O.

123 Kamao, M. et al. (2007): a.a.O., S. 465.

124 van`t Hoofd, Cynthia (2014): a.a.O.

125 Elder, Sonya J. et al. (2006): a.a.O.

126 Elder, Sonya J. et al. (2006): a.a.O.

127 Elder, Sonya J. et al. (2006): a.a.O.

128 Kamao, M. et al. (2007): a.a.O.

129 Elder, Sonya J. et al. (2006): a.a.O.

130 Schurgers, Leon J. / Vermeer, Cees (2000): a.a.O.

131 Kamao, M. et al. (2007): a.a.O., S. 465.

132 van`t Hoofd, Cynthia (2014): a.a.O.

133 Kamao, M. et al. (2007): a.a.O.

134 Schurgers, Leon J. / Vermeer, Cees (2000): a.a.O., S. 301.

135 Kamao, M. et al. (2007): a.a.O.

136 Schurgers, Leon J. / Vermeer, Cees (2000): a.a.O.

137 Koivu-Tikkanen, Terhi J. et al. (2001): a.a.O.

138 Kamao, M. et al. (2007): a.a.O.

139 Hojo, K. et al. (2007): *Quantitative Measurement of Tetrahydromenaquinone-9 in Cheese Fermented by Propionibacteria.* Journal of Dairy Science 90(9). S. 4078–4083. Online verfügbar unter: http://www.journalofdairyscience.org/article/S0022-0302(07)71865-9/pdf (Stand 06.02.2018).

140 Manoury, E. et al. (2013): *Quantitative measurement of vitamin K-2 (menaquinones) in various fermented dairy products using a reliable high-performance liquid chromatography method.* Journal of Dairy Science 96(3), S. 1335–1346.

141 Hojo, K. et al. (2007): a.a.O.

142 Koivu-Tikkanen, Terhi J. et al. (2001): a.a.O.

143 Hojo, K. et al. (2007): a.a.O.

144 Hojo, K. et al. (2007): a.a.O.

145 Schurgers, Leon J./ Vermeer, Cees (2000): a.a.O.

146 Elder, Sonya J. et al. (2006): a.a.O.

147 Manoury, E. et al. (2013): a.a.O.

148 Schurgers, Leon J. / Vermeer, Cees (2000): a.a.O.

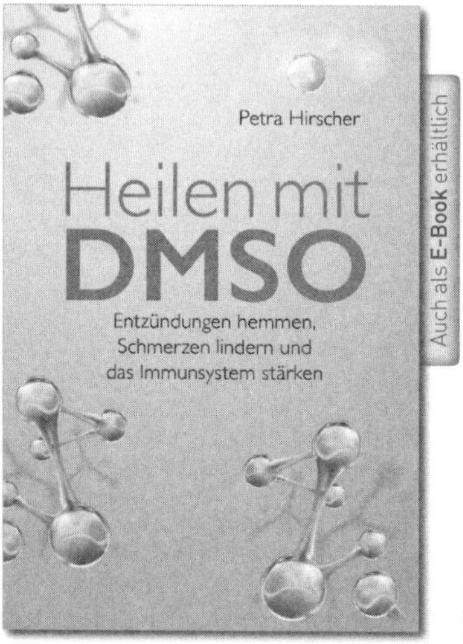

96 Seiten
7,99 € (D) / 8,30 € (A)
ISBN 978-3-95760-009-7

Petra Hirscher

Heilen mit DMSO

Entzündungen hemmen, Schmerzen lindern und das Immunsystem stärken

Dimethylsulfoxid (DMSO) ist eine natürliche organische Schwefelverbindung, die in unserem Blut, im Plankton der Meere, in den Wurzeln und der Rinde von Pflanzen vorkommt. DMSO wirkt direkt in den Zellen des Körpers, denn es hat eine herausragende Eigenschaft: Es ist sowohl fett- als auch wasserlöslich und eignet sich daher hervorragend als Trägersubstanz für Arzneimittel, da es Körperbarrieren wie die Haut und Zellwände mühelos durchdringt. DMSO kann bei Erkrankungen der Haut, bei Entzündungen und in der Schmerztherapie gezielt eingesetzt werden. Aufgrund seiner natürlichen Eigenschaften als Antioxidans schützt es vor freien Radikalen, stärkt die Zellen und macht sie widerstandfähiger gegen schädliche Umwelteinflüsse.

Dieses Buch erklärt verständlich die Anwendung von DMSO als Hausmittel und bei der medikamentösen Behandlung von Krankheiten. Es gibt praktische Anleitungen zur wirksamen Dosierung, zur Kombination mit anderen Heilmitteln und zu Darreichungsformen.